U0311356

常见病的治疗与调养丛书

颈腰椎关节病的治疗与调养

上海科学技术文献出版社

Shanghai Scientific and Technological Literature Press

大字本

三分治 七分养

图书在版编目（CIP）数据

颈腰椎关节病的治疗与调养 / 李易男编. —上海：
上海科学技术文献出版社,2018
ISBN 978 - 7 - 5439 - 7647 - 4

Ⅰ.①颈…　Ⅱ.①李…　Ⅲ.①颈椎 – 脊柱病 – 防治
②腰椎 – 脊柱病 – 防治　Ⅳ.①R681.5

中国版本图书馆 CIP 数据核字(2018)第 125933 号

组稿编辑:张　树
责任编辑:苏密娅

颈腰椎关节病的治疗与调养

李易男　编

*

上海科学技术文献出版社出版发行
（上海市长乐路 746 号　邮政编码 200040）
全 国 新 华 书 店 经 销
四川省南方印务有限公司印刷

*

开本 700 × 1000　1/16　印张 16.5　字数 330 000
2018 年 7 月第 1 版　　2018 年 7 月第 1 次印刷
ISBN 978 - 7 - 5439 - 7647 - 4
定价:45.00 元
http://www.sstlp.com

目　录

颈椎病　1

肩周炎 65

颈腰椎关节病的治疗与调养

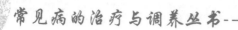
颈腰椎关节病的治疗与调养

腰椎间盘突出症　87

颈腰椎关节病的治疗与调养

颈腰椎关节病的治疗与调养

颈腰椎关节病的治疗与调养

颈腰椎关节病患者的日常饮食调养　155

饮食原则 / 157

颈腰椎关节病患者的食谱 / 161

颈腰椎关节病的治疗与调养

颈椎病

颈椎病主要由于颈椎长期劳损、骨质增生，或椎间盘脱出、韧带增厚，致使颈椎脊髓、神经根或椎动脉受压，出现一系列功能障碍的临床综合征。

认识颈椎病

什么是颈椎病

颈椎病又称颈椎综合征，是颈椎骨关节炎、增生性颈椎炎、颈神经根综合征、颈椎间盘脱出症的总称，是一种以退行性病理改变为基础的疾患。

颈椎病形成的原因是什么

主要是由于颈椎长期劳损、骨质增生，或椎间盘脱出、韧带增厚，致使颈椎脊髓、神经根或椎动脉受压，出现一系列功能障碍的临床综合征。表现为颈椎间盘退变本身及其继发性的一系列病理改变，如椎节失稳、松动；髓核突出或脱出；骨刺形成；韧带肥厚和继发的椎管狭窄等刺激或压迫了邻近的及颈部交感神经等组织，并引起各种各样症状和体征的综合征。

哪些人易患颈椎病

调查显示，颈椎病除中老年外，其高发人群还有以下一些人：

（1）因职业长期伏案者。如办公室文案人员、打字员、编辑、作家、教师、会计、刺绣女工、手术室医护人员、司机等。这些人因长期须保持固定的姿势工作，易造成颈后肌群、韧带等组织劳损，或头颈常偏于一侧引起局部劳损，因此这些人颈椎病的发病率较高。

（2）有不良生活习惯者。如长时间玩麻将、打扑克、看电视，这些不良生活习惯易使颈椎长时间处于屈曲状态，导致颈后肌肉和韧带组织超负荷引起劳损。

（3）睡眠姿势不当者。人的一生大约有 1/3 的时间是在床上度过的，当枕头过高、过低或枕的部位不当时，易造成椎旁肌肉、韧带、关节平衡失调，张力大的一侧易疲劳而产生不同程度的劳损。因此，喜欢卧高枕者及有反复"落枕"病史者易患颈椎病。此外，躺着看书、看电视时头部长久保持单一姿势的人，也易发生颈椎病。

（4）有外伤及颈椎先天性畸形者。由于交通事故、运动性损伤导致的颈椎损伤，往往会诱发颈椎病的发生。另外，颈椎先天性畸形如先天性椎管狭窄、先天性锥体融合者，也易患颈椎病。

引发颈椎病的因素有哪些

颈椎病的形成过程相当复杂，发病原因多种多样，但下列因素在颈椎病的发病过程中起着重要作用：

（1）年龄因素。随着年龄的增长，人体各器官的磨损也日益增加，颈椎同样会产生各种退行性变，而椎间盘的退行性变化是颈椎病发病最关键的因素。另外,颈椎病发病与小关节和各种韧带的蜕变也有着密切的关系。

（2）慢性劳损。是指各种超过正常范围的过度活动带来的损伤,如不良的睡眠、枕头的高度不当或垫的部位不妥等,反复落枕者患病率也较高。另外,与伏案姿势不当有关,尤其是长期低头工作的人颈椎病发病率更高。此外,有些不适当的体育锻炼也会增加发病率,如不得法的倒立、翻跟头等。

（3）外伤。在颈椎蜕变、失稳的基础上,头颈部的外伤更易诱发颈椎病的产生与复发。患者往往在轻微外伤后突然发病,而且症状较重。

（4）咽喉部炎症。当咽喉部有炎症时,因周围组织的炎性水肿,很容易诱发颈椎病症状出现,或使病情加重。

（5）代谢因素。由于各种原因造成人体代谢失常,特别是钙、磷代谢和激素代谢失常者,往往容易产生颈椎病。

（6）精神因素。调查显示,情绪不好往往会使颈椎病加重;而颈椎病发作或加重时,患者的情绪往往更加变坏,情绪非常容易激动或发脾气,如此恶性循环使颈椎病的症状不断严重。

颈椎病为什么容易反复复发

调查显示,在治疗颈椎病的过程中,会发现有些患者反复就诊的情况,间隔的时间有的是数年,有的则短至数月;而且这些患者由于反复发作,心情往往也不愉快。那么,为什么颈椎病容易复发呢?

（1）颈椎较胸椎和腰椎的活动度要大,活动频率也高,而颈椎的支持结构却较胸椎和腰椎薄弱。高活动度和低稳定性一旦失去协调和平衡，即颈部活动过度或某些因素诱发颈部失稳，都将造成颈椎病的复发。

（2）由于颈椎病的许多病理改变与神经、血管等有密切关系，骨质增生等蜕变往往是不可逆转的。当病理改变影响到椎间孔、横突孔时，可使颈椎病临床症状十分明显。

（3）一旦某脊椎关节发生蜕变，并出现由骨质增生等原因造成制动后，其相邻椎节的负荷也会相应出现变化，时间久了，相邻椎节也会发生蜕变。特别是在颈椎融合手术后，更容易因为此种因素导致复发。

（4）不良姿势和体位没有得到纠正，或是咽喉部反复发作的炎症、头颈部扭伤等没有及时处理和治疗，或是治疗后症状改善不彻底、疗效不巩固，都会导致复发。

在颈椎病的高发人群中，不良姿势和体位是颈椎病的诱发因素，如果在治疗后仍然没有改善工作条件、睡眠体位，那么，颈椎病复发也就不可避免了。当然，不容忽视的原因是患者对疾病的认识和重视程度不够。那些易于复发的颈椎病患者，多数不能坚持正规治疗；治疗断断续续，没有规律；症状略有缓解就自动放弃治疗，疗效得不到巩固；不遵循医嘱，在疗程结束后，不能坚持进行自我锻炼或纠正不良习惯等，这些都无疑容易导致颈椎病复发。

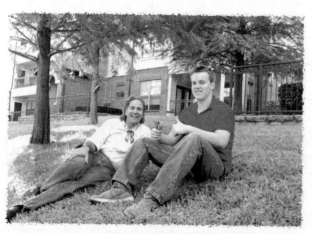

为什么中老年人群成为颈椎病高发人群

颈椎位于头部、胸部与上肢之间,是脊柱椎骨中体积最小,但灵活性最大、活动频率最高、负重较大的节段。由于承受各种负荷、劳损,甚至是外伤,所以极易发生退变。大约30岁之后,颈椎间盘就开始逐渐退化,含水量减少,并伴随年龄增长而更为明显,且诱发或促使颈椎其他部位组织退变。从生物力学角度来看,第5~6、第6~7颈椎受力最大,因此,颈椎病的发生部位在这些节段较为多见。有统计表明,50岁左右的人群中大约有25%的人患过或正患此病,60岁左右则可达50%,70岁左右几乎为100%。由此可见,颈椎病是中老年人群中的常见病和多发病。

颈椎病的诊断与预防

怎样自我判断是否患了颈椎病

出现以下症状可以初步判断自己患了颈椎病：

头、颈、肩、背、手臂酸痛，颈脖子僵硬，活动受限。颈肩酸痛可放射至头枕部和上肢，有的伴有头晕，房屋旋转，重者伴有恶心呕吐，卧床不起，少数可有眩晕，突然摔倒。有的一侧面部发热，有时出汗异常。肩背部有沉重感，上肢无力，手指发麻，肢体皮肤感觉减退，手握物无力，有时会不自觉地将握物掉在地上。

还有一些患者下肢无力，行走不稳，两脚麻木，行走时有踏棉花的感觉。当颈椎病累及交感神经时，可出现头晕、头痛、视力模糊，两眼发胀、发干、张不开，耳鸣、耳堵、平衡失调、心动过速、心慌，胸部紧束感，有的甚至出现胃肠胀气等症状。有少数人会出现大、小便失控，性功能障碍，甚至四肢瘫痪。也有吞咽障碍、发音困难等症状。这些症状与发病程度、发病时间长短、个人的体质有一定关系。

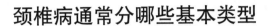

颈椎病通常分哪些基本类型

根据颈椎病的临床症状和体征，通常将其分为 5 种基本类型，即颈肌型颈椎病、神经根型颈椎病、脊髓型颈椎病、椎动脉型颈椎病和交感神经性颈椎病。

颈肌型颈椎病有什么症状

颈肌型颈椎病，是颈椎病中最轻的、最常见、最容易诊断的一种。患者以青壮年为主。个别患者也可在 45 岁以后才首次发病。症状表现为颈部强直、疼痛，或有整个肩背疼痛发僵，点头、仰头及转头活动受限，有时出现头晕的症状。

神经根型颈椎病有什么症状

神经根型颈椎病，是一种较常见的颈椎病。早期症状为颈痛和颈部发僵；上肢放射性疼痛或麻木，此疼痛和麻木沿着受压神经根的走向和支配区放射，有时症状的出现与缓解和患者颈部的位置和姿势有明显关系；患侧上肢感觉沉重、握力减退，有时出现持物坠落。

脊髓型颈椎病有什么症状

主要症状为下肢麻木、沉重，行走困难，双脚有踩棉感；上肢麻木、疼痛，双手无力、不灵活，写字、系扣、持筷等精细动作难以完成，持物易落；躯干部出现感觉异常，患者常感觉在胸部、腹部、或双下肢犹如有皮带般的捆绑感。

颈腰椎关节病的治疗与调养

椎动脉型颈椎病有什么症状

椎动脉颈椎病的发病机制是，当椎动脉受到外来压迫或刺激，引起功能失调而产生的一系列症状。椎动脉型颈椎病起病突然，约半数以上患者是突然发病的，原来可能毫无症状，也没有什么预兆，只是颈部向某个方向转动一下，当即会出现眩晕，甚至感到天昏地暗。

交感神经型颈椎病有什么症状

这种颈椎病发病年龄段多为 30～45 岁。主要症状有头晕、头痛、睡眠差、记忆力减退、注意力不易集中；眼胀、视物不清；耳鸣、耳堵、听力下降；鼻塞、过敏性鼻炎，咽部有异物感、口干、声带疲劳等；恶心甚至呕吐、腹胀、腹泻、消化不良、嗳气等；心悸、胸闷、有心率变化、血压变化、心律失常等；面部或某一肢体多汗、无汗、畏寒或发热。

有些颈部酸痛为什么不能确定就是颈椎病

在日常生活中，许多人只要感觉颈部酸痛或不适，就认为自己是患了颈椎病。临床上，也有很多人见了医生就称自己得了"颈椎病"，但经过医生检查后，发现相当一部分人并没有患颈椎病。

还有的年轻人，低头工作时间长了，习惯地活动一下脖子，经常会发出弹响声，于是便忧心忡忡，担心自己得了颈椎病。其实这种弹响多见于两种正常情况：一种情况可能是在颈部进行旋转活动时，椎体周围的软组织如肌腱、韧带、关节囊滑过椎体骨骼各部位时发生的声音；另一种情况可能是当颈部进行旋转活动时，一侧的小关节张开，这样会导致这一小关节腔内负压形成，从而使溶解在周围组织液中的气体进入到小关节腔，当颈部反向旋转时，原来张开的小关节腔又闭合，将进入的气体又挤压出关节腔，这时也会产生一个弹响。

还有些人的症状是由肩周炎引起的，有的是由颈肋综合征、肱二头肌腱炎、网球肘、腕管综合征等引起的，一些内科疾病，如高血压、梅尼埃综合征等也可引起颈部酸痛不适。

确诊颈椎病可选择哪些检查

1. 仪器检查

疑有颈椎病的患者应先请专科医生检查。首先患者要向医生详细讲述自己的病史及症状变化，再由医生做全面的体格检查。特殊检查应根据患者不同的情况而有不同的选择，主要是根据患者不同的病史和体检结果，再结合医生的判断。并不是检查项目越多越全越好，因为不同的特殊检查有各自的优缺点，因此就有不同的适用范围。

颈椎病能做的辅助检查较多，最普及的是颈椎X线平片。颈椎X线平片检查简单方便，价格便宜，是绝大多数患者所能承受的。此外，X线平片可明确病变的性质、范围、程度，有助于选择正确的方式治疗，特别是手术时可明确手术的方式以及范围，并有助于判定疗效。

除了颈椎X线平片检查外，还有许多特殊的影像学检查方法，如磁共振成像（MRl）、CT、脊髓造影、体层摄影等，以及其他作为功能检测的肌电图、诱发电位和脑血流图等。

临床上具体采用哪项辅助检查，应根据病情需要，再由专科医生来申请。需要提请注意的是，并不是所有的颈椎病都必须进行磁共振成像或CT检查。如果与其他疾病鉴别困难，或需要手术治疗，为了更清楚地明确脊髓、神经根的受压情况，确定手术方式、手术的节段范围时，可以再申请磁共振成像检查。绝大多数的颈椎病使用X线平片及磁共振成像即可满足临床诊断、鉴别诊断、指导治疗以及估计预后的要求。如果X线平片及磁共振成像这两项影像学检查仍不能完全明确诊断，则可以根据需要再申请其他的特殊检查方法，如肌电图、CT、脊髓造影检查等。

各种影像学检查对于颈椎病的诊断虽然具有重要的参考价值，但是按照颈椎病的定义及诊断原则，仅有影像学检查所见的颈椎退行性改变，而无颈椎病临床症状者，不能确诊为颈椎病。

2.临床检查

临床检查主要包括以下几个方面：

（1）压痛点椎旁或棘突压痛。压痛位置一般与受累节段相一致。

（2）颈椎活动范围即进行前屈、侧屈及旋转活动的检查。神经根型颈椎病者颈部活动受限比较明显，而椎动脉型颈椎病患者在某一方向活动时可出现眩晕。

（3）椎间孔挤压试验。即让患者头向患侧倾斜，检查者左手掌平放于患者头顶部，右手握掌轻叩击左手臂背侧，如出现根性痛或麻木则为阳性；神经根症状较重者则双手轻压头部即可出现疼痛，麻木表现或加剧。

（4）椎间扎分离试验。对疑有根性症状者，患者坐位，双手托住头部并向上牵引，如出现上肢疼痛麻木减轻者则为阳性。

（5）神经根牵拉试验。又称臂丛牵拉试验。患者坐位，头转向健侧，检查者一手抵住耳后部，一手握住手腕向相反方向牵拉，如出现肢体麻木或放射痛即为阳性。

（6）霍夫曼征检查。即右手轻托患者之前臂，一手中示指夹住其中指，用拇指叩击中指指甲部，若出现阳性即四指出现屈曲反射，则说明颈部脊髓神经损伤。

（7）旋颈试验。又称椎动脉扭曲试验，患者采取坐位，做主动旋转颈部活动，反复几次，若出现呕吐或突然跌倒，即为试验阳性，提示为椎动脉型颈椎病。

（8）感觉障碍检查。即对颈椎患者做皮肤感觉检查有助于了解病变的程度，不同部位出现的感觉障碍可确定病变颈椎的节段；疼痛一般在早期出现，出现麻木时已进入中期；感觉完全消失已处在病变的后期。

（9）肌力检查。颈椎病损伤神经根或脊髓者肌力均已下降，若失去神经支配，则肌力可为零。根据各肌肉支配的神经不同，可判断神经损伤的部位及节段。

颈椎病诊断中容易和哪些疾病相混淆

颈椎病经常出现很多假象，容易使患者误以为自己患上其他疾病，因而延误治疗时机。伴随颈椎病常见的假象主要有以下6种：

（1）高血压。颈椎病可致血压升高或降低，但以前者为多见，称为颈性高血压。这与骨质刺激交感神经有关。患者

颈腰椎关节病的治疗与调养

常伴有颈部疼痛、发紧、上肢麻木等典型表现。这种由颈椎病引起的高血压,很容易和由心脑血管引发的高血压相混淆。

（2）视力障碍。颈椎病还可表现为视力下降,间歇性视力模糊,眼睛胀痛、怕光、流泪、视野缩小等。这种视力障碍与颈椎病造成的自主神经功能障碍有关。这种由颈椎引起的视力障碍,很容易与其他眼疾相混淆,如青光眼等。

（3）乳房疼痛。系增生骨质压迫第6、7颈椎的神经根所致。开始感觉一侧乳房或胸大肌疼痛,间断微痛或阵发性刺痛,向一侧转动头部时最为明显,有时疼痛难以忍受。这种疼痛常被误诊为心绞痛或胸膜炎。

（4）吞咽困难。有的患者开始感觉咽部发痒,有异物感,后又或觉吞咽困难,间断发作,时轻时重。患者常被怀疑患上了食管癌,但胃镜检查正常,后经 CT 扫描才显示为颈椎病。

（5）下肢瘫痪或排便障碍。这是脊髓的椎体侧束受刺激所致。患者上肢麻木、疼痛无力、跛行,颈部症状多数轻微易被掩盖,有的还伴有尿频、尿急、排尿不净或大小便失禁。

（6）突然摔倒。这是增生的骨质压迫椎动脉所致,易被误诊为脑动脉硬化或小脑疾患。常在行走中突然扭头时身体失去支持而猝倒,倒后因颈部位置改变而清醒并站起。

颈椎病类型中为什么要特别注意交感型

当今社会群体的工作环境明显发生变化,尤其是电脑的普及和办公自动化的发展使人们体力劳动强度明显下降,但也同时带来部分人员体力活动减少及长时间固定体位工作等弊端。上述弊端可引起颈部肌肉萎缩或肌肉韧带处于一种紧张状态，导致颈椎椎体周围的肌肉、韧带对颈椎约束力下降发生颈椎失稳。同时，失稳部位非生理应力刺激硬膜囊、椎间关节囊的交感神经末梢，将引起交感神经兴奋的一些症状，如头晕、耳鸣、失眠、烦躁、视力下降、肩部疼痛、类心脏病及消化系统的症状。由于这些症状与交感神经紊乱、更年期综合征等疾病表现极为相似，因此部分患者除容易被误诊为以上疾病外，甚至会误判为心脏病或消化系统疾病等，误诊率往往高达 40%。

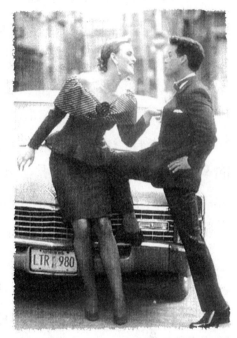

因此，患更年期综合征、自主神经久治不愈并伴有颈肩部不适的患者，应及时到医院拍片检查进行颈椎微应力分析，确定是否存在椎管内及椎管周围交感神经末梢慢性刺激。

颈椎病容易导致哪些疾病

为什么颈椎病会导致眩晕症

研究表明，颈椎病眩晕的产生有两种情况。一是椎动脉受骨刺的机械性压迫，发生狭窄或闭塞，当椎动脉本身有病变的时候，这种压迫更易于发生；二是颈交感神经受刺激，引起椎动脉痉挛。这两种情况发生的前提则是头颈部转到某一位置,使椎动脉受压或交感神经受到刺激。所以说,颈椎病眩晕发作与头部位置明显相关。

有些患者可能有猝倒病史,多数是在行走中听到背后呼喊,回头时突然下肢无力而倒地,倒地后头部位置回复,症状消失,马上就可以爬起来,整个过程患者神志清楚。也就是说,颈椎病眩晕以头颈部位置性眩晕为特点,头颈部转动或侧屈到特定位置时发作,位置回复后症状消失。患者多次发作后,对此有清醒的认识,会警惕地回避这一特定的位置,从而有效地避免眩晕。但是,当椎动脉型颈椎病有椎动脉交感神经丛的作用参与其中,或与交感型颈椎病混合发生时,眩晕症状将会变得不典型,因而预防较为困难。

为什么颈椎病能导致脑卒中(中风)

颈椎病会导致脑卒中(中风),这是由颈椎的生理和病理特点所决定的。在正常情况下,通过颈椎的活动而发生头部的变化,因为富有弹性的椎间盘起缓冲作用,这种变位运动不会使椎体出现前后错位。

随着年龄的增长,颈部肌肉韧带劳损、退化,固定关节的力量和功能减弱,在低头或仰头时,颈部关节失稳、摆动和错位,必然会刺激在颈椎横突孔中穿行的椎动脉,使之痉挛、收缩或扭曲变形,造成脑部供血不足,因而易引起脑卒中。

另外,由于椎间盘的纤维附着在椎体边缘,错位还会使纤维环反复牵拉,刺激椎体边缘,导致骨质增生,压迫椎动脉,引起椎动脉狭窄或痉挛,造成脑供血不足。临床上则会出现头晕、恶心、耳鸣、视力模糊等症状。颈椎病多发生于中老

颈腰椎关节病的治疗与调养

年人,而中老年人又多伴有脑动脉硬化,致使脑血流速度减慢,因此容易形成血栓,导致脑卒中。所以,颈椎病患者应注意,头部转动要缓慢,枕头宜低,不宜过硬,以减轻增生的椎体对椎动脉的压迫,减少脑卒中的发生。

为什么颈椎病能导致胃病

近年发现一些交感型的颈椎病患者,多伴有消化道的症状,经胃电图、胃镜检查证实有慢性胃炎,胃液分析发现患者存在不同程度的胆汁反流。经过临床观察研究,表明交感型颈椎病与慢性胃炎有相互影响。病情加重与减轻,两者相辅相成,医学上称此为"颈胃综合征"。

颈胃综合征,兼有头晕、头痛、头部酸沉感,颈项易疲劳并有僵硬感;眼胀痛发干,视物易疲劳;耳鸣,听力减退;易出汗及上腹部胀痛不适、恶心、口干、口苦、便秘、胃脘有压痛;还有心烦、急躁、失眠等症状。研究认为,颈椎骨质增生刺激交感神经,引起颈交感神经功能亢奋,同时又反射地导致胃肠交感神经功能增高;胆汁反流的长期刺激而损害胃黏膜,构成颈胃综合征的发病机制。

颈胃综合征的治疗,主要在于防治骨质增生,改善自主神经营养功能。具体治疗比如牵引疗法、推拿按摩、红外线局部照射、中药离子透入及气功疗法等。改善颈椎症状,慢性胃炎也会随之好转。

为什么有时视力下降和颈椎病有关

许多患者在未发现颈椎病或在颈椎病的早期,常无明显原因出现视力障碍问题,如视力模糊、双眼干涩,常在眼科就诊，因而出现误诊的情况。其实，多种原因都可引起视力模糊，而颈椎病也是导致视力下降的原因之一。

生理学研究认为，颈椎及其椎间盘、韧带的慢性劳损，及其在老年人身上出现的退行性改变，可导致颈椎的稳定性下降，使单个或多个椎体发生轴向改变，并对局部神经末梢及椎管内脊髓神经形成病理性刺激，使交感神经功能紊乱。另外，颈椎骨质增生可引起椎动脉供血不足。在正常情况下，旋转头部时对侧椎动脉可代偿，但当颈椎正常位置发生改变或颈椎骨刺压迫颈动脉时，受压迫一侧的椎动脉就难以发生代偿作用，甚至本身就供血不足。当供给大脑的血流量不能满足正常大脑组织代谢过程的需要时，便可造成中枢性的视力障碍。

颈椎病导致视力改变的特点是视力明显减退甚至失明，且伴有眼痛，多在颈椎发生退行性变后出现，或先有颈椎病症状，如眩晕、颈项痛等，同时伴有视力模糊、眼痛。当明确是由颈椎病引起的视力下降后，应积极治疗颈椎病。随着颈椎病病情好转，视力下降的情况也可得到遏制，并逐渐恢复。

为什么颈椎病会引起女性乳房疼痛

颈椎病可以引起胸前区类似心绞痛样疼痛及心律失常等已被人们所认识，而颈椎病因神经根受累而导致顽固性的乳房疼痛则很少被人们所认识。有些患者长期乳房疼痛而久治无效，甚至怀疑是否患了乳腺癌，背上了沉重的思想包袱。大量调查表明，颈椎蜕变以及胸廓出口综合征等都可引起顽固性乳房疼痛，多呈慢性疼痛，疼痛往往和颈椎活动及其位置有关，并与其他颈椎病的症状成正比；多为单侧乳房疼痛，在中老年女性中多见。另外还有颈部活动受限、胸大肌触压痛,以及受累神经根支配阶段的肌力、感觉和反应的异常。在X线片上常有退行性变的征象,如骨刺、椎间隙狭窄等,以颈6和颈7部位受累最为常见。而心电图、胸片上及乳房本身并无异常。故当有长久治疗不愈的乳房疼痛疾患时,要考虑是否患有颈椎病。

为什么不可忽视颈椎急、慢性损伤

急性的颈椎外伤,如外力等造成颈椎轻度骨折,使颈椎产生轻度移动及颈部严重挫伤,可造成颈椎间盘突出的损害,局部软组织受损产生水肿、刺激或压迫神经根而产生的颈椎病症状。颈椎病是一种颈椎的退行性疾病,主要起源于颈椎间盘的蜕变,这种蜕变是不可遏制的生理过程。但是,如果在蜕变过程中能保持各方面的平衡,可以延缓蜕变的进程。这就要求从小注意颈部姿势的正确,不盲目从事损伤颈部的活动。

青少年时期不要过多负重,到壮年以后,决不可超负荷劳动。一方面延缓蜕变的发生,另一方面使蜕变各方互相协调,这样就不会发生颈椎病。据统计,50岁以上的男性,60岁以上的女性,约90%患有颈椎骨质增生,但其中多数没有颈椎病,这主要取决于骨刺是否刺激周围血管及神经。慢性劳损与长期从事某种职业及不良的姿势有关。如刺绣、缝纫等需要长久低头的工作,或睡眠时枕头高度不合适等,均可引起颈部关节囊、韧带等松弛乏力,从而加速颈椎的蜕变而逐步发生颈椎病症状。因此,应引起高度的重视。

长期坐在电脑前工作者怎样预防颈椎病发生

长期从事财会、写作、打字、办公室等职业的工作人员，由于长期坐在电脑前工作，使颈椎长时间处于屈曲位或某些特定体位，不仅使颈椎间盘内的压力增高，而且也使颈部肌肉长期处于非协调受力状态，颈后部肌肉和韧带易受牵拉劳损，椎体前缘相互磨损、增生，再加上扭转、侧屈过度，更进一步导致损伤，易于发生颈椎病。预防颈椎病要重视以下几点：

（1）坐姿正确。要预防颈椎病的发生，最重要的是坐姿要正确，使颈肩部放松，保持最舒适自然的姿势。办公室工作者，还应不时站起来走动走动，活动一下颈肩部，使颈肩部的肌肉得到松弛。

（2）活动颈部。应在工作1～2小时，有目的地让头颈部向前后左右转动数次，转动时应轻柔、缓慢，以达到各个方向的最大运动范围为准。使得颈椎关节疲劳得到缓解。

（3）抬头望远。当长时间近距离看物，尤其是处于低头状态者，既影响颈椎，又易引起视力疲劳，甚至诱发屈光不正。因此，每当伏案过久后，应抬头向远方眺望半分钟左右。这样既可消除疲劳感，又有利于颈椎的保健。

（4）睡眠方式。睡觉时不可俯着睡，枕头不可以过高、过硬或过低。枕头中央应略凹进，颈部应充分接触枕头并保持略后仰，不要悬空。习惯侧卧位者，应使枕头与肩同高。睡觉时，不要躺着看书。不要对着头颈部吹冷风。

（5）避免损伤。避免和减少急性颈椎损伤，如避免猛抬重物、紧急刹车等。

（6）防寒防湿。防风寒、潮湿，避免午夜、凌晨洗澡时受风寒侵袭。颈椎病患者常与风寒、潮湿等季节气候变化有密切关系。风寒使局部血管收缩,血流速度降低,有碍组织的代谢和血液循环。冬季外出应戴围巾或穿高领毛衫等,防止颈部受风、受寒。

（7）预防感染。积极治疗颈部感染和其他颈部疾病。

办公室"白领"怎样预防颈椎病

日益变快的工作节奏使现代都市人深感生活之重,不容忽视的是,颈椎病正日渐危害着办公族"白领"的健康。那么,该如何预防颈椎病呢?专家提醒长期坐办公室应注意以下几点:

（1）严防急性头、颈、肩外伤。因为颈椎及其周围软组织损伤可直接或间接地引起颈椎病,应积极预防。

（2）纠正不良姿势,防止慢性损伤。如长时间坐卧沙发、俯卧位转头动作等都应纠正。

（3）预防工作、学习造成的慢性劳损。长期伏案工作者要多参加平衡运动与工作姿势相反的运动。伏案工作半小时左右后,就改变头颈部体位,活动颈部,缓解颈肌紧张。调整桌面高度与倾斜度。可制作一桌面呈 10° ~ 30° 的斜面工作板,伏案工作时能减少颈椎前屈和颈椎间隙内的压力。长时间写字时,颈椎往往处于前屈、右旋、左偏的姿势,时间过久,可造成颈椎出现弧度改变,因此应强调"1 尺、1 寸、1 拳头"的正确书写姿势。

青少年怎样预防颈椎病的发生

调查显示，近年来青少年患上颈椎病的概率呈上升趋势。主要原因是：许多家长望子成龙，将大量的作业压在孩子身上，使孩子超负荷运转，每天伏案时间高达 8～10 小时，使颈椎长时间处于前屈状态，增大了椎间盘的压力。椎间盘和椎体各部受力不均，后椎间韧带受牵扯，使颈后肌肉韧带组织疲劳受损，椎间失衡而造成椎骨关节功能紊乱，引起颈椎周围软组织的继发损伤。

另外，有些家长缺乏必要的卫生知识，给孩子用的桌椅高度不符合要求，学习用的光源亮度不够，以致孩子养成坐姿不良的习惯。这种不良习惯使颈部肌肉受损，加速颈椎间盘损伤。由此可见，青少年颈椎病应引起教师和家长的高度重视。学校方面应科学安排学生的学习，不搞"题海"战术；家长应培养孩子正确的坐姿，纠正不良习惯，给孩子创造一个良好的学习环境，避免孩子长时间低头伏案学习；如果必须长时间低头学习，应每隔 30～60 分钟适当活动颈部，以使肌肉、韧带得到及时的放松。

为什么女性戴不合适的胸罩也易导致颈椎病

时下，各种性感、漂亮的胸罩成为爱美女性的新宠，殊不知这种外表看起来性感、漂亮的胸罩并不适合每一个人。如果随意选用，可能会引起腰酸、背痛，还有可能诱发颈椎病。

经常有一些女患者诉说自己肩部不适，尤其是肩背部酸痛、胸闷、头晕、恶心、上肢麻木，以及头颈部在旋转时有针刺感等。通过检查发现，这些患者肩、背局部肌肉，如背阔肌、肩胛角肌、胸锁乳突肌呈不同程度的老化，X线检查则表现为颈椎肥大性改变。临床上称这类症状为"胸罩综合征"。

引起"胸罩综合征"是由于长期使用窄带式的胸罩或胸罩尺寸偏小，穿戴过紧引起的。此外，过紧的胸罩带限制了呼吸肌的运动，胸廓收缩舒张不畅，从而影响呼吸功能，致使两肺换气不足，产生胸闷、气促等症状。还有，胸罩带过紧可压迫颈部肌肉、血管、神经，使其受累，可诱发颈椎病，产生上肢麻木、颈部酸痛、头晕、恶心等症状。

女性朋友在选购胸罩时，一定要注意大小适中，穿戴不宜过紧或过于狭窄。此外，要经常活动上肢，在肩部的位置移动吊带。睡觉时不要使用，在家不出门或不迎接客人时，也可以考虑少使用，这样可以解除或缓解其对胸部的束缚。一旦出现不适症状，不严重时，可以进行局部热敷和按摩。如果症状加重或增多时，应去医院诊治，以免病情进一步加重。

为什么说肩部酸痛的女性应慎穿高跟鞋

时下，又窄又尖的高跟鞋受到不少女性的青睐。专家提醒这些女性朋友，经常穿这样的鞋会造成肩部酸痛，甚至诱发慢性颈肩病。这是因为，脚是人的第二心脏，对全身的血液循环起着重要的作用。如果脚上穿一双窄小得连走路都发痛的鞋子，就会导致足部受压、血液循环不良，最终影响上半身的血液循环，造成肩部酸痛。

专家建议，高跟鞋鞋跟高度在2～3厘米最为适宜。鞋跟太高或是左右两边的鞋跟不一样高都对健康不利。鞋跟过高则使人重心过分前倾，身体的重量过多移到前脚掌，使脚趾受到挤压，影响全身血液循环；行走时会改变正常体态，腰部过分挺直，臀部突出，还会加大骨盆的前倾度。如果鞋跟左右高度不一致还会导致骨盆歪曲，久而久之，必定会伤及脊椎。当歪曲发展到颈椎时，就会产生肩部、颈部酸痛等症状。

为什么说女性常甩秀发不利于预防颈椎病

女性留有满头乌黑发亮、像瀑布一般的秀发，容易引起众人的注目。但在这种令人羡慕的外表背后，却潜伏着颈椎病的隐患。留长发的女性，头发通常分到两边或垂到脑后，在学习或工作时，下垂的头发会随着头部的活动慢慢溜到前面挡住视线。为了把秀发恢复原位，有的人会简便地用手轻拨；有的人会快速地把头往后侧轻甩；有的人则先稍低头，然后在用手向后整理头发的同时，头发顺势向后外方转个圈。由于头发容易滑至一侧，甩发的动作久而久之就变成习惯性的下意识动作。甩发是反复、长期、单侧的颈椎运动，容易使颈部劳损而引起病变。

用脖子夹着话筒打电话为什么易导致颈椎病

许多人打电话时将脖子侧弯，把话筒夹在脖子、肩膀和下巴之间，嘴里和电话那头的人说着话，手还在不停地写字或操作电脑，这一系列动作看起来似乎颇为潇洒，并且时间也得到了充分的利用。然而，如果经常这样打电话，颈椎病很快就会找上门来。

在办公室里，人们常常要操作电脑、阅读或书写，而这些工作常需要低头屈颈。长时间保持这种姿势，颈椎必然会产生疲劳，日久便会发生颈后韧带、肌肉慢性劳损，导致椎骨增生、韧带肥厚，发展到一定程度即可引起颈椎病，对人体健康产生较大的影响。

打电话本来可以乘机放松颈椎，让颈椎得以休息。如果此刻用脖子夹着听筒打电话，持续几分钟甚至几十分钟，这对于本已疲劳的颈椎来说，无异于雪上加霜，极易引起劳损。从生理结构来讲，人体的颈椎侧弯的角度不可能太大，要夹住听筒，对颈部来说是一个难度很高的动作，需要作出很大的反应才能完成。颈椎一侧的肌肉被动牵拉，而另一侧的肌肉则要极力收缩，筋膜和韧带也是同样，而颈椎几乎所有小关节都处于最大活动范围。如果长时间保持一种使颈椎很费力的姿势，而不注意保持肌肉、软组织之间的平衡，极易诱发颈椎病。

因此，不宜用脖子夹着话筒打电话。正确的打电话姿势是颈椎中立，使其处于最放松的状态，手握话筒，靠近耳朵和嘴巴。为了避免与话筒直接接触发生污染，不要将其紧贴在耳朵和嘴巴上。

夏季为什么更要预防颈椎病的发生

专家研究指出，长时间的冷风刺激会引发颈部疲劳，甚至诱发颈椎病，夏天尤其要防止颈椎疲劳。这是因为，夏天天气炎热，人们更愿意躲在空调房玩电脑、看电视，而不愿做太多的户外运动，坐办公室的人也基本都有空调。长期在空调环境下会导致汗腺关闭，影响正常的代谢和分泌；而长时间静坐不动又会造成颈部运动平衡失调，使颈部肌肉、神经、脊髓、血管受损，长此以往就会导致颈椎病的发生，轻则脖子发僵发硬、肩背部沉重、上肢无力、手指麻木，重则出现头痛、头晕、视力减退、恶心等异常感觉，甚至大小便失控。夏天，要注意避免风扇特别是空调直接吹向颈部，不要整日、整夜待在空调环境下，更不要在出汗后直接吹冷风或进入空调间。夏天进入有空调的社交场合或在空调下工作，女性最好备有质地柔软的丝巾，这样既可保护颈椎，又不失社交礼仪。

驾车族怎样预防颈椎病

经常驾驶汽车，固然可以为生活带来不少的舒适和方便，但很多驾驶者也受到了各种疾病的困扰，颈椎病就是其中之一。驾驶者出现颈椎病，与其不良的坐姿及个人对座椅的调节有关。

一般情况下，开车时的坐姿很容易使驾驶者的脊柱生理弯曲处于一种紧张状态，开车时由于注意力高度集中，所以很难察觉到身体的不适。长此以往，椎间盘就可能发生病变。此外，部分驾驶者开车时喜欢将座椅调得很高，这样容易加大颈椎负荷，从而患上颈椎病。因此，在驾驶时，要调整好自己的坐姿，并将座椅调节到一个合适的位置，使整个脊椎的四个生理弯曲能充分依附在座椅靠背上。另外，也可以利用等红灯的时间进行一些保健活动，如可适当做一做下面的动作：

（1）把双手的手指互相交叉，放在颈部后方，来回摩擦颈部数十次，令颈部的皮肤发热后，会有很放松的感觉。

（2）头部保持正、直，挺胸拔颈，两臂垂直于体侧，然后两肩同时尽量向上耸起，让颈肩有胀热感。两肩耸起后，停一秒钟，再将两肩用力下沉。正确的耸肩，既能让肩部得到活动，又能用肩去按摩颈椎，从而起到舒筋活血的作用。

为什么说预防颈椎病不可忽视反复"落枕"现象

很多人落枕后，就是按摩一下或贴块膏药，不会特别在意。骨科专家提醒，经常反复落枕可能与颈椎病有关，应该有所警惕。专家提醒，随着年龄的增长，颈椎间的韧带、关节囊和筋膜都会出现松弛，如果再加上睡眠姿势不良、枕头高度及软硬程度不适当，就会导致落枕。轻度落枕者虽然做适当的颈部运动就会使症状消失，但反复落枕则有可能形成颈椎病。这是因为，颈部某一肌肉群经常处于过度偏转状态的时间一长，颈部的小关节就会错位，颈部肌肉和韧带也会出现痉挛。这种现象严重时会感到颈椎剧烈疼痛，有时这种疼痛还会放射到肩胛等部位。老年人如果反复落枕，且没有进行有效的治疗，便可能会逐步引起骨结构的改变，进而形成颈椎病。

专家建议，要避免落枕，首先要保持良好的睡姿，枕头高度为 5～10 厘米即可，最好与肩持平。枕头过高会使颈椎前倾角过大，导致头部供血不足。其次枕头要有弹性，枕心可用谷物皮壳、木棉、中空高弹棉，并配以纯棉枕巾。过硬的枕头会使颈部局部肌肉得不到良好的放松，睡后易产生疲劳感；

太软的枕头则容易使头"陷"下去，起不到垫高的作用。落枕后，可采用热敷法，每天用热毛巾在患处及其周围敷上 2～3 次并做适度的颈部运动。如果落枕后疼痛剧烈，活动严重受限，应到医院检查和治疗，以免贻误病情。

颈腰椎关节病的治疗与调养

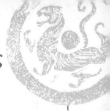

颈椎病的治疗

怎样治疗颈椎病

由于颈椎病通常分为 5 种类型，因此确定属于哪一种类型，对下一步治疗非常关键。例如，椎动脉型是由于穿过颈椎横突供应大脑血液的椎动脉受压，使大脑因缺血而产生症状，不当活动就有可能加剧症状。因此，颈椎病患者一定要在医生的严格指导下进行治疗，包括理疗、牵引等，否则就可能出现病情加重甚至瘫痪的可能。

特别强调的是，如果患者出现肢体症状，一定要尽快、及时地进行治疗，包括手术治疗，因为神经受损后的恢复性生长是很慢的。长时间的神经受损会导致肌肉萎缩、局部供血差、关节功能丧失等。如果经过严格、科学的治疗，颈椎病是可以治愈的。治疗颈椎病主要分非手术治疗和手术治疗。非手术治疗主要分药物、物理及中医针灸、按摩、推拿等保守疗法。

非手术疗法

什么是颈椎病的非手术疗法

非手术疗法是中西医结合的综合疗法，内容包括颈椎牵引、理疗、手法按摩推拿、针灸、药物治疗、休息、围领或颈托及医疗体育锻炼等。非手术疗法可使颈椎病症状减轻，明显好转，甚至治愈。对早期颈椎病患者尤其有益。另外，非手术疗法还能为手术疗法打好基础。

非手术疗法有哪些

颈椎病的治疗方法分为非手术疗法和手术疗法。在现实生活中，约95%的颈椎病患者可通过非手术疗法得到治愈或

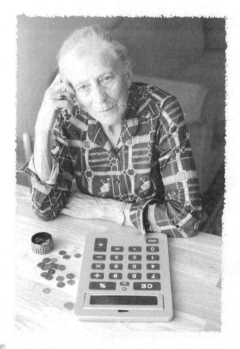

缓解。常用的非手术疗法主要有以下几种，它们各有作用：

（1）牵引疗法。这是最为常用的疗法之一，通过牵引可以缓解颈部的肌肉紧张、痉挛，使椎间隙略微增大，以减轻和缓解神经根、椎动脉的压迫和刺激。

（2）围领疗法。围领即颈托或颈围，一般外出或工作时用，其作用不是固定颈部，而是限制颈部的活动，特别是对

颈椎不稳定者效果较好。

（3）推拿疗法。此法疗效肯定，但不适用于脊髓型颈椎病。

（4）药物疗法。西药治疗包括消炎镇痛药、血管扩张药、营养和调节神经系统的药物。中药治疗包括中药汤剂、中成药、药物贴敷、药酒内饮外敷、药枕等。对颈椎病虽然达不到根除的目的，但对症状的缓解有一定的效果。

（5）物理疗法。可根据具体情况选择，常见的有离子导入法、超短波法、石蜡疗法，其他如炒粗盐及热水袋热敷等。可改善血液循环，缓解肌肉痉挛，消除肿胀以减轻症状，有助于手法治疗后使患椎稳定。

（6）针灸疗法。依据经络选择穴位，留针治疗效果较好。可根据病情和疗效分疗程治疗。简单经济，直达病灶，起效快，没有任何副作用，可配合其他治疗。

非手术疗法适应哪些类型颈椎病

非手术疗法的适应证包括以下几种：

（1）早期或轻度颈椎间盘突出症。该病经系统的保守治疗往往可明显缓解症状而解除病痛。颈椎牵引和颈部围领可考虑为首选治疗方法，同时配合药物治疗。

（2）神经根型颈椎病。该病症的主要特征是颈肩痛伴手指麻木，时好时坏，经颈椎牵引、按摩和理疗等方法治疗，时常奏效。

（3）早期交感神经型、椎动脉型和脊髓型椎病，经保守治疗症状也可得到缓解。

（4）颈椎病伴有精神疾患者，不能配合手术治疗，或术后

颈腰椎关节病的治疗与调养

疗效不能肯定者。

（5）年老体弱，患心脑血管或肝、肾疾病，不能耐受手术的颈椎病患者。

（6）颈椎病术后恢复期患者可选用药物、理疗及针灸等保守疗法。

为什么说对颈椎病不宜"小病大治"

由于颈部解剖结构复杂，其症状也随之多样化，约有 5%的不典型患者容易和骨关节病、胃病、神经官能症、更年期综合征及冠心病、高血压相混淆，一旦盲目治疗，就会隐藏着一定的危险性，所以患者应选择正规医院就诊。另外，有些患者，特别是一些轻度或早期患者一方面缺乏颈椎病防治知识，一方面又求医心切，觉得多用药、用好药就能迅速治愈，常常是中药、西药多种药联合应用，按摩、药物外敷、针灸一起用，结果是一阵折腾弄成个"小病大治"，却收不到任何效果。

什么样的颈椎病可选择非手术疗法

在颈椎病患者中，神经根型约占 60%，交感型约占 10%，其中绝大多数采用非手术疗法都可获得满意的效果，并有望治愈。只有少数虽长期接受了严格的非手术疗法却始终不能有效缓解症状者，或症状反复发作者，才可以考虑手术治疗；少数病情严重者也可进行早期手术治疗。脊髓型在颈椎病中约占 10%，对人的运动功能危害最大，绝大多数非手术治疗无效,一经诊断应当尽早接受手术治疗。

由于颈椎的退变老化是正常的生理过程,因此颈椎病非手术治疗的目的并不是要消除所有增生的骨刺等退变老化现象,而是减轻和延缓其发展进程。只有在非手术治疗不能有效缓解症状的情况下,才可考虑通过手术来去除那些引起患者症状的颈椎退变老化因素。

颈椎病的牵引疗法

牵引疗法对治疗颈椎病有什么作用

颈椎牵引疗法是治疗颈椎病应用较广泛的一种治疗方法。此疗法适用于各型颈椎病,对早期病例更为有效。对病期较久的脊髓型颈椎病进行颈牵引,有时可使症状加重,故较少应用。颈椎牵引的作用主要有以下几点:

(1)限制颈椎活动,减少对受压脊髓和神经根的反复摩擦和不良刺激,有利于组织充血、水肿的消退。

(2)解除颈部肌肉痉挛,恢复颈脊柱的平衡,从而减少对椎间盘的压力。

(3)增大椎间隙和椎间孔,使神经根所受的刺激和压迫得以缓和,神经根和周围组织的粘连也可能得以缓解。

(4)缓冲椎间盘组织向周缘的压力,并有利于已经向外突出的纤维环组织消肿。

(5)使扭曲于横突孔间的椎动脉得以伸张,从而改善椎动脉的供血。

(6)牵引被嵌顿的小关节滑膜,恢复颈椎间的正常序列和相互联系。

颈椎牵引的最佳时间和次数是什么

颈椎牵引的时间视患者的症状严重程度和牵引效果来决定，如果牵引方法正确，而效果不佳，甚至牵引时有诸多不适，则应放弃牵引。一般来说，如果症状严重，影响生活和工作，可采取卧位持续牵引，除了吃饭及大小便外，24小时连续牵引，理论上效果最好，一般情况下白天牵引，晚上停用。对于那些症状尚能耐受，又不能放弃工作休息者，可利用上班休息时间和在家进行坐位间断牵引，每天2~3次，每次半小时到1小时。由于神经根的水肿消退大约需2周以上，一般要坚持2~3周才能有明显的效果。

自我颈椎牵引应注意哪些事项

自我颈椎牵引必须要在医生指导下方可进行。一般来说，颈部自我牵引时应注意以下几点：

（1）牵引带应柔软、透气性好，枕颌联结带、悬吊带要调整为左、右等长，使枕、颌及左、右颌侧四处均等。挂于牵引钩的牵引带两端间距为头颅横径的2倍，以免两侧耳朵及颞部受压，影响头部血液回流。牵引绳要够长，结实，牵引架的固定要可靠。

（2）牵引重物高度以距地面20~60厘米为宜，即患者站立后重物可落在地上，悬吊的绳索要在患者手能够到的范围。

（3）牵引的角度要采取轻度前屈位，即头前屈与躯干成10°~20°。

（4）牵引的重量可从 3 千克开始，逐渐增加到 8～10 千克。每日牵引的时间在 10～30 分钟，每一个疗程以 3～4 周为宜。在症状缓解或消失较快时，不应过早终止牵引以减少复发率。具体的牵引重量和时间可根据患者的具体情况和牵引效果而定，一般以牵引时无头晕、颈部疼痛等不适，牵引后症状减轻、无乏力的感觉为宜。

有时在自我牵引过程中由于操作不当也会出现一些不适情况，如出现下颌、颈部疼痛现象。下颌疼痛往往是由于牵引带过紧、压力过大，可用海绵或薄毛巾垫于下颌部的方法予以解决；颈部疼痛是颈部肌肉因颈椎病而引起的痉挛或牵拉所致。因此，在牵引前用热敷等物理疗法可缓解。在经过一段时间的自我牵引治疗后，症状无缓解，或在牵引期间症状有加重者，则应停止自我牵引，及时就诊，查明原因以得到及时无误的正确治疗。

牵引过度对治疗颈椎病将有什么不利影响

牵引过度是指由于牵引重量过大或牵引持续时间过长，从而引起颈部损伤，产生一系列不适症状。轻者引起颈部软组织包括肌肉、韧带、关节囊及椎间盘等的损伤，重者引起脊髓、神经根、椎动脉的牵拉刺激，导致颈椎病加重，严重者可出现截瘫。因此，必须掌握好牵引的力度，才能达到良好的治疗效果，否则可能适得其反。尤其需要注意的是，虽然牵引疗法痛苦少，效果良好，并发症少，适应证广泛，但并非人人皆宜。对于并发有严重心、肺疾病，心肺功能不全，以及全身衰弱的患者不适合牵引，高龄患者以及脊髓型颈椎病、颈椎后纵韧带骨化的患者选用牵引时应当谨慎。

颈围领治疗法

颈围领在颈椎病治疗中有什么作用

将颈椎适当固定制动,可限制颈部过度活动,减少颈椎退行性变形成的压迫物与神经根、交感神经、椎动脉及颈脊髓之间的相对摩擦,减少椎间关节的创伤性反应,缓解和改善椎间隙的压力状态,增加颈部的支撑作用,减少继续损伤及劳损,有利于组织水肿的消退及损伤的修复,还可以起到巩固疗效,防止复发的作用。

颈部制动主要是使用各种颈部支具,比如颈围领和颈托等,适用于各种类型的颈椎病患者。所有的颈椎病患者在治疗期间都最好坚持使用颈部支具固定,特别是女性颈椎病患者。

女性的胸罩好像使皮肤戴上了一道细铁丝,当人体连续活动时,上肢肩部肌肉不断运动,而胸罩则在肌肤的很小范围内频繁地摩擦,时间长了,就会使这些肌肉因过度疲劳,血液循环出现障碍。因此,颈椎手术后的患者在颈椎手术后一般须戴 2~3 个月的颈围领。

颈部支具可以白天戴上,卧床休息时去除。颈围领和颈托与卧床休息相结合,可以代替部分卧床休息的作用。对于颈椎病患者来说,除了卧床休息以外,颈部的固定制动在患者的非手术保守治疗期间,是处于第 2 位的基本保守治疗措施。有的患者单以围领保护即可使症状好转,但专家仍提倡颈围领保护应与卧床休息、理疗、牵引、消炎止痛药物及活血化瘀、消肿止痛等中药及局部外用药物等配合治疗,以便取得更佳效果。

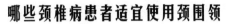

哪些颈椎病患者适宜使用颈围领

使用颈部围领可将颈椎固定在适当的位置，对治疗颈椎损伤或其他不同病情的患者大有好处。它主要适宜于以下患者：

（1）急性期神经根型或椎动脉型颈椎病伴有严重根性疼痛或眩晕症状的患者，或患者颈椎外伤后有较严重的颈肩臂部症状者，戴用颈部围领可限制颈椎活动，减轻神经根或椎动脉周围交感神经纤维受刺激引起的症状。

（2）患者经手术治疗后患椎尚不够稳定者，戴用围领可减少颈部的活动范围，保持复位后患椎的对位。

（3）部分椎管明显狭窄所致的脊髓型病变患者，以及因年迈体弱或不符合手术治疗的患者，由于颈椎伸屈活动而造成狭窄椎管对颈脊髓的磨损，因而戴用围领可限制活动缓解症状。

（4）在施行手术前作为一种非手术治疗方式，为手术创造条件，同时也为术后采用固定措施作准备。术后则可减轻手术局部等邻近部位的创伤反应，限制颈部活动以防止植骨块的压缩或脱出，促进骨融合和为患部软组织愈合提供条件。

使用颈围领疗法要注意哪些事项

颈部围领的使用有利也有弊，优点是固定作用比较可靠，缺点是削弱了颈部肌肉的锻炼机会，长期应用可引起颈部肌肉萎缩、关节僵硬。所以使用时间不可过久，症状严重者不妨短时间应用，在症状逐渐减轻后应当及时去除。其他时

颈腰椎关节病的治疗与调养

间若无不适，则不必经常戴用，应让颈部肌肉有适当的锻炼机会为妥。在应用颈部支具期间，还要经常进行一些医疗体育锻炼，以使颈部肌肉恢复力量。

戴颈部支具时，还有一个问题值得注意。平常说话以及吃饭时，头颅是不动的，依靠下颌的上下活动来完成说话及咀嚼的功能。而颈部支具是通过对下颌的固定来达到固定头颅及颈部的目的，因此戴了颈部支具以后，说话和吃饭的时候，由于下颌被固定，导致头颅频频地屈伸活动，反而增加颈椎的屈伸活动，对于颈部的休息和保护是不利的。所以吃饭的时候应当摘下颈部固定支具，说话的时候也尽量不要张大口，对于那种固定比较牢靠的颈胸支具，尤其应当注意。

颈椎病的针灸疗法

针灸对治疗颈椎病有什么作用

针灸是通过穴位、经络调节人体脏腑气血，而达到预防和治疗疾病的目的。其作用主要有以下 4 个方面：

（1）调整机体作用。

（2）增强免疫作用。

（3）活血、镇痛作用。

（4）修复组织作用。

针灸对哪种类型的颈椎病效果最好

一般来说，针灸对颈椎病的治疗，只能起到暂时的缓解作用。由于在各种类型的颈椎病中，以神经根型最为常见，而且表现症状为颈肩疼痛，并放射至臂部或手指，颈部活动受限，重者可有指麻无力及耳鸣头晕，用针灸刺激相关穴位会很快减轻或消除症状，因此成为主要治疗对象。

针灸治疗颈椎病可选择哪些穴位

（1）列缺。所有的颈部和肩膀酸痛都可以点按这个穴位。位置在患者的两手虎口交叉，食指端所指凹陷处，也就是桡骨茎突的起点。可有效缓解颈项疼痛、咽喉肿痛、偏头痛。

（2）天井。因疲劳积压造成的后脖颈疼痛可针刺该穴位。位置在患者屈肘时，由肘关节向上约两指宽的地方。可有效缓解颈项痛、肩臂疼痛和偏头痛。

（3）大椎。整个脖颈肌肉僵硬时可针刺该穴位。位置在患者低头时最突出的颈椎骨正下方凹陷处。可有效缓解项背强痛、出虚汗、头痛等。

（4）俞府。颈部僵硬、抬头困难时可刺激该穴位。位置在患者两锁骨间中央点向左右两侧约三指宽正下方凹陷的位置。可有效缓解胸痛、呕吐、情绪不佳。

（5）肩中俞。当颈部僵硬、转动困难时可针刺该穴位。位置在患者大椎穴旁三指宽的部位（小肠经）。可有效缓解肩背痛。

手术治疗

哪类颈椎病患者应该采取手术治疗

通常，绝大多数颈椎病患者是不需要手术的，但是当非手术治疗无效时，就必须考虑手术治疗。颈椎病患者需要手术者主要有以下几种：

（1）患者经长期非手术疗法无效而且严重地影响正常生活或工作，可考虑手术治疗。

（2）正规而系统的非手术治疗 3～6 个月无效，或非手术治疗虽然有效但反复发作而且症状严重，并影响到正常生活和工作；神经根受到压迫刺激导致所支配的肌肉进行性萎缩；有明显的神经根刺激症状，严重影响到睡眠和正常生活。

（3）脊髓型颈椎病一经确诊又无其他手术禁忌证，应尽早进行手术治疗。对于椎管较宽而症状较轻者，可以适当选择非手术疗法，并定期随访，如果治疗无效或症状加重者应尽快进行手术治疗。

（4）颈性眩晕有猝倒史，经非手术治疗无效者；经颈椎动脉造影或磁共振椎动脉显影，已证实椎动脉型颈椎病的诊断，保守治疗效果不明显者。

为什么说脊髓型颈椎病患者必须手术治疗

有些脊髓型颈椎病患者由于病情严重，医生劝说应该手术，但他们想到手术的难度和风险，往往知难而退。殊不知，脊髓是没有再生能力的，脊髓型颈椎病是颈椎病中需要医生临床干预的主要类型。如果脊髓型颈椎病患者仍采用非手术方法，不但不会有任何效果，反而会使病情加重。

颈椎病患者手术要注意什么

颈椎病手术的禁忌证首先与一般外科手术的禁忌证大

体相同，即年老体虚，有严重的心血管、肝脏、肾脏等内脏疾病而不能耐受手术者，以及全身或局部有感染灶存在者。另外，患者有严重的神经官能症，因精神和心理因素，可能会夸大症状，也应列为不可手术的范畴。交感型颈椎病由于与神经官能症及更年期综合征难以鉴别，手术也应慎重。对于脊髓型颈椎病患者，如患者有严重的四肢肌肉萎缩，或有完全性脊髓功能障碍，或因脊髓长期受压，磁共振成像检查结果显示有脊髓空洞及软化灶，预计术后疗效不佳者，也应列为不能手术范畴。

影响颈椎病手术疗效有哪些

颈椎病手术的疗效除了受年龄影响外，还受其他一些因素的影响，这些因素主要包括：

（1）病程。脊髓型颈椎病是以缓慢发病为特征，初期往往没有引起足够的重视，甚至由于医治不当长期施用无效药物，到施行手术前往往可长达7～8年。其疗效因病程长短而不同，病程长者术前脊髓碘油造影有梗阻，术后3～6个月可基本通畅，但症状改善缓慢；而病程短者其造影所见的改变与恢复的情况是一致的。因此，对脊髓型颈椎病的患者，只要诊断明确就应予以安排手术，病程最好不要超过2年，当然越短越好，以免影响其恢复。

（2）外伤。颈椎有骨质增生性变化不一定引起临床症状，偶遇轻微外伤后，往往立即出现脊髓和神经损害的临床表现。这是因为脊髓组织较为耐受慢性磨损和慢性外压，但不能耐受即使是轻微的急性损伤，故其手术疗效以神经组织损害的不同程度而定。

（3）临床症状。那些病程进展缓慢、症状较轻者手术疗效并不一定理想；而病程较短，病情虽特别严重者，手术后往往恢复较快，而且疗效好。

（4）病变范围。单一椎间盘病变对脊髓的损害肯定较多个椎间盘病变为轻，但脊髓型颈椎的病变范围是多发性的，切除数目不够往往影响疗效。

颈椎病患者术前应注意什么

颈椎病的手术属于大手术，必须住院接受手术治疗。由于颈椎病多发生在中老年，部分患者可能患有其他的内科疾病，所以手术前了解患者的全身情况尤为重要。所有准备进行手术的患者，手术前必须进行全面系统的检查，了解患者各重要内脏器官的功能，有无其他可能影响手术的潜在疾病，以保证手术能够安全进行。

颈椎病的手术一般来说不属于急症手术，因此，如果患者在手术前，经检查发现有糖尿病、冠心病、高血压、肝肾功能异常、手术区域或身体其他部位存在感染灶以及其他一切可能会增加手术风险、增加手术后并发症的疾病时，应当将这些疾病控制到相对平稳的程度，才能接受手术治疗，必要时可以请内科、麻醉科及其他的相关科室协助治疗。严重者可以先转到相关科室治疗一段时间，待其他疾病的病情平稳后，再转回骨科进行手术。

在手术前的准备阶段，患者还可熟悉病房环境，熟悉有关的医生和护士，随时向医生和护士询问病情，与其他病友交流经验，了解手术及手术后处理的一些情况，从而在心理上消除对手术的恐惧和惧怕，增强战胜疾病的信心，以便积极地配合手术治疗，使手术取得更加圆满的效果。

颈椎病手术后应注意哪些问题

颈椎病手术由于其解剖位置的特殊性，术后的护理尤为重要。据报道，颈椎手术意外死亡一般以手术后多见，且主要发生在术后 24 小时内。因此，对颈椎病患者术后的观察、护理应予以高度重视，尤其是术后 24 小时内，是并发症多发的危险期。

在颈椎病手术完毕、患者回到病房时，医生、护士应准备好输液架、血压计、气管切开包、静脉切开包、氧气瓶、吸引器等急救物品，以备应急之用。要及时观察血压、脉搏，密切注意呼吸情况，如果出现呼吸困难，且伴有颈部增粗，要考虑可能是颈深部血肿压迫气管所致，应立即采取紧急措施。同时，要注意头颈部的制动，减少颈部活动的次数及幅度。头颈两旁各置沙袋 1 个，以固定头颈部。切口处压以消毒巾包裹的200 ~ 250 克沙袋 1 个，以减少出血，并防止植骨块或人工关节的滑出。此外，为了预防脊髓反应性水肿，可给予 50% 葡萄糖溶液、甘露醇等药物。同时，也可适当给予抗生素预防感染。

手术完毕后，患者也有许多工作要予以配合。首先，要按照医生、护士的要求，不要随意起床活动，以免不测。另外，为减少呼吸道分泌物，除了蒸气雾化吸入外，应多吃冷饮，以减少咽喉部水肿、充血。为防止肺部并发症，应进行深呼吸，有痰时应争取咳出来。为预防尿路感染，要争取早些拔除导尿管，尽可能自行排尿。为实现早期恢复，可在床上进行一些小范围的四肢活动。尽管颈椎手术后存在一定的危险性，但是，只要医生、护士和患者共同配合，这种危险性是可以大大减少的。

颈椎病手术出院后应注意哪些事项

颈椎病手术出院后，一般应在术后3个月、6个月、1年时，到医院门诊复查。对于颈椎前路手术的患者，应拍片观察颈椎植骨融合的情况，观察颈椎的稳定性如何，如果手术中有内固定物，还要观察内固定物是否稳定。如果植骨融合可靠、颈椎的稳定性好、内固定物稳定，医生会建议患者在术后3个月时去除颈围领，否则应适当延长颈围领的固定时间。

复查时，如果患者感觉病症改善不理想，或者症状比手术前有所加重，可进行磁共振复查，观察脊髓是否仍有残存的压迫，或者脊髓是否有变性或空洞形成。手术后应防止颈部外伤，尤其要防止在急刹车时颈部前后剧烈晃动导致损伤。所以，在出院乘车回家时，最好平卧车上。手术后一年内也应当提高警惕，避免颈部的突然受力以及颈部外伤，以防止手术后症状再次加重。颈椎病手术后还应防止感冒，否则会加重症状。

颈椎病手术后卧床者为什么应经常翻身

颈椎病手术后卧床休息的患者，尤其是术后长期卧床的患者需要定时翻身、拍背。因为合理有效的翻身、拍背，可以防止坠积性肺炎的发生，有利于呼吸道分泌物的排出，还可防止因某些部位长期受压而引起的褥疮，同时缓解患者因长期一种姿势卧床而引起的疲劳不适感。

颈椎病手术后应怎样为患者翻身

颈椎手术后患者需要翻身时，应当由3个人共同完成，3人分别站在患者床的两侧。

如果将患者由仰卧位翻身至左侧卧位时，应先由位于床左侧的第1个人用两只手向自己一侧抓住患者的右侧肩部及臀部，将患者的身躯呈轴线向左侧翻转；同时位于床右侧靠床头方向的第2个人要与第1个人同步行动，负责颈部与头部的翻转，并保持颈椎与胸椎始终成一直线，不可使颈部左右偏斜或扭转；位于患者床右侧的第3个人则迅速用枕头顶住患者的右侧肩部及臀部和腰背部，同时垫高患者头颈部的枕头，使之适合于侧卧，并要使患者双下肢屈曲，双膝间放一软枕。用类似的方法，患者向右侧翻身时亦是如此。

还应注意的是，患者在翻身的过程中，要始终保持颈椎的位置与躯干一致，不可扭曲。

此外，翻身还要按时，白天每2～4小时翻身1次，但也要减少不必要的翻身。翻身的角度应以患者感到舒适为度，一般来说，患者在45°～90°侧卧时感到最为舒适，可以开始先翻到45°，然后逐渐增大，翻身到90°。对于颈椎后路手术出现脑脊液漏的患者，有时须要保持侧俯卧位，有利于脑脊液漏的控制。

患者手术出院后应怎样进行康复锻炼

患者在出院后应坚持进行功能锻炼，这不仅有利于病情的早日康复，而且还有助于避免患者痊愈后症状的复发。在进行康复锻炼时，应着重加强以下几个方面的锻炼：

（1）上肢的锻炼。包括肩臂腕的活动以及握拳练习，还有手的精细动作的锻炼，如穿针、系扣子、拿筷子等，或者通过健身球的练习增强手的力量和灵活性。

（2）下肢的锻炼。包括股四头肌的收缩练习、抬腿、踢腿等动作的练习，患者也可在家属和陪护人员的陪同和搀扶下练习行走，以增强下肢力量，尽早恢复下肢功能。

（3）项背肌的锻炼。由于手术后长期佩戴颈围领，可能引起颈项部肌肉萎缩、无力等，因此一般从术后 8 周开始，在佩戴颈围领时，应当逐渐开始进行项背肌的锻炼。这样有利于改善颈项部肌肉的血液循环，改善颈部劳损等症状，同时可防止项背肌的萎缩，促进肌肉力量的恢复。

药物治疗

治疗颈椎病常用的各种西药

颈椎病的特点之一就是经常会产生剧烈的疼痛，不但会给患者带来难以忍受的痛苦，影响睡眠和休息，甚至可造成患者某些生理功能的紊乱，因而对这类患者在进行确定性治疗之前，可先服用适当的镇痛或有缓解作用的药物。常用药物如下：

（1）解热镇痛类药物：疼痛严重者可适当口服阿司匹林、吲哚美辛（消炎痛）、苄达明（炎痛静）、波尼松（强的松）、氯芬那酸（抗炎灵）、布洛芬等。

（2）有扩张血管作用的药物：如烟酸、血管舒缓素、地巴唑等。以上药物可扩张血管，改善脊髓的血液循环。

（3）有解痉挛效果的药物：如苯海索（安坦）片、苯妥英钠等药。以上药物有解除肌肉痉挛的作用，多适用于肌张力增高、并有严重阵发性痉挛者。

（4）有营养和调节神经系统作用的药物：如谷维素、维生素 B_1、维生素 B_{12} 和腺苷三磷酸（ATP）等。以上药物有助于神经变性的恢复。

治疗颈椎病常用的各类中成药

治疗颈椎病常用各类中成药有：颈复康颗粒、复方丹参片、跌打活血散、活血止痛散、跌打损伤丸、活络止痛丸、颈痛灵、天龙活骨丸、颈复康、伸筋丹、天麻杜仲丸、风湿液、大活络丹、根痛平颗粒、骨肽片等。

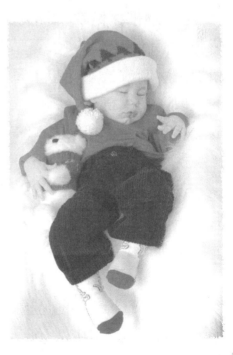

1. 贴敷药物

包括骨宁膏、红中贴膏、骨立康八号贴膏、王麻子膏药、通锥速效帖、芎芥温通膏、五龙威灵膏、活血化瘀止痛膏、热敷灵（熏洗）、寒痛乐（熏洗）、正骨水（擦剂）、外用止痛擦剂、麝香风湿油（外擦）、息伤乐（外擦）、百草通骨膏、颈肩膏、千山活血膏、琥珀软坚膏等。

2.药枕

（1）活血枕。枕内药物为当归、川芎、红花、三七、肉桂同等分。适用于椎动脉型颈椎病引起的头晕目眩、头昏、视物不清、视力听力下降、耳鸣、记忆力减退患者。

（2）瑞莱宝颈椎康复枕。

（3）理气活血芳香枕。枕内药物为通草、白芷、红花、菊花、佩兰、川芎、桂枝、厚朴、豨莶草、苍术、葛根、麻黄、桑枝、防风、羌活等。将以上中草药混合并加工，使其软硬适度制成长40厘米、宽18厘米、高8～10厘米的元宝形状，垫于颈部，仰卧，保持头颈部轻度仰伸位以强化药物的疗效。可治疗由颈椎病引起的颈部酸困不适、头晕、鼻塞、肢体麻木等症状。

（4）颈椎保健枕。枕内药物为白附子、细辛、川芎、白芷、菊花、薄荷、桑叶、艾叶、夏枯草、冰片、磁石等。将以上药物混和加工后制成长40厘米、宽13厘米的长圆形，将枕置于颈项下、耳下、肩上部位，头悬空，距床面2～3厘米，头面后伸；使负重点下移而形成头与躯干对抗牵引状态，每晚睡前和晨起各卧枕1次，每次卧枕30分钟。可有效缓解颈椎疼痛。

（5）颈椎止痛枕。枕内药物以防风、艾叶、细辛、生川乌、生草乌、透骨草、伸筋草、羌活、独活、千年健、花椒、威灵仙为主。睡前置于相当于第6、7颈椎部位，使头部处于过伸位，或放于痛点亦可。可缓解惊痛、安稳睡眠。

（6）古方药枕。将葛根、天座、桂枝、川乌、草乌、白芷、红花、当归、田七各10克，细辛6克，川芎、血竭、防风、羌活、威灵仙各 15 克，共研成细末，置于 30 厘米长、12 厘米宽的布袋中，缝合后睡前放置于枕面上。可增加颈部血液循环，促进新陈代谢，使损伤退变的组织得以修复，从而达到活血通络止痛的作用。

物理疗法

什么是物理疗法

物理疗法是指应用自然界和人工的各种物理因素，如声、光、电、热、磁等，以达到治疗和预防目的的疗法，又称理疗。它在颈椎病的非手术治疗中占有重要的地位。

常用的物理疗法有哪些

物理疗法可选择的种类很多，但常用的主要有以下几种：

（1）离子导入疗法。是一种利用直流电场作用和电荷同性相斥、异性相吸的特性，将各种中、西药物（普鲁卡因、碘化钾、威灵仙、醋等）作用于颈部的物理疗法。

（2）中药电熨疗法。是一种在以祛风散寒、活血通经为主的中药热敷基础上，再叠加直流电或低频脉冲电流的方法。它兼有中药熏蒸、温热疗法和低频电疗法的共同治疗作用，故有较好的止痛、消炎，改善神经、关节和肌肉功能的治疗效果，对神经根型、颈型颈椎病效果明显。

（3）感应电疗法。以脉冲方式或配以离子导入等方法作用于颈背部肌肉，提高肌张力，加强肌力，可使长期、反复发作所致颈背肌力减弱的患者得到恢复。

（4）高频电疗法。目前常用的有超短波、短波、微波等方法。利用深部电热作用改善椎管、椎间孔、横突孔内的脊髓、神经根、椎动脉等组织的血液供应，以利于受刺激、压迫的脊髓、神经根、椎动脉等组织恢复。对脊髓型和椎动脉型颈椎病疗效较好。

（5）超声波疗法。在温热疗法的基础上，用接触移动法，将超声波探头作用于颈后及两侧颈部。对颈型和脊髓型颈椎病有效。

中医疗法

什么是中医疗法

颈椎病的中医疗法也是非手术疗法，即除药物外，中医根据病情所采取的针灸、推拿、按摩等治疗手段都是中医疗法。

足底按摩对颈椎病患者有什么作用

专家研究发现，足底聚合了身体全部器官的反射区，通过按摩足底反射区常可产生令人惊奇的疗效。颈椎在足部的反射区是：双足拇指趾腹根部横纹处，双足外侧第5趾骨中部（足外侧最突出点中部）。颈部肌肉反射区是指双足底脚趾后方的2厘米宽区域。按摩方法是：用拇指指腹，也可用第2指或第3指的关节,以数毫米幅度移动。力度最初较轻,渐渐增强,以稍有痛感为宜,按摩时间可自选。最好是每天早晚各一次,每次10~30分钟,坚持两周以后对一般颈椎病患者即可出现较好的效果。

什么是颈椎病患者保健按摩法

在护理颈椎病患者的过程中,多为患者做些按摩,可起到舒筋通络、活血散瘀、消肿止痛、滑利关节、整复错缝等作用。这对神经根型颈椎病患者的效果较为明显,对椎动脉型和交感神经型颈椎病患者也有一定的疗效。需要注意的是,对脊髓型颈椎病患者,这种按摩疗法应慎用。

保健按摩法怎样做

(1)患者正坐,护理人员站在背后施按揉法于风府、肩中俞、肩外俞、天宗穴,能舒筋通络,使颈肩部痉挛的肌肉得以放松;再用按揉法于颈肩部,以斜方肌为重点,施法3~5分钟后护理人员一手扶住患者头顶,另一手施法于颈胸椎部;同时,配合颈椎屈伸被动运动3~5次;接着按揉颈及患侧肩部,配合颈椎侧屈被动运动3~5次;最后,护理人员一手托住健侧下颌,一手施法颈肩部,配合颈椎旋转被动运动。本法是治疗颈椎病的主要手法,功能为舒筋通络,活血散瘀,消肿止痛,使局部血液循环加速,促进新陈代谢,有利于消除神经根炎症和水肿,改善局部组织的营养供应,改善病灶的缺氧状态。

（2）坐位，护理人员立于患者后方，施拿法于风池、风府、肩井部以舒筋通络，进一步缓解痉挛的肌肉，能通经络而行气血，使颈肩部僵硬痉挛的肌肉逐渐趋于柔软。

（3）坐位，护理人员立于患者侧方，一手虎口托住患者枕部，另一手以肘部托住其下颌，手掌环抱其头部向上牵引，利用患者的体重对抗，使椎间隙增宽，椎间孔扩大。

（4）坐位，护理人员一手扶住患者头顶，另一手托住患者下颌作抱球势，徐徐摇动颈椎，待患者肌肉放松后，突然作颈椎伸位斜扳法，往往可听到弹响声。本法功能为滑利关节，整复错缝，扳法拉开椎间隙，突发性动作可纠正后关节错缝，增加颈椎的活动范围，同时能改变骨赘和神经根的相对位置，以减少刺激和压迫，从而缓解和消除临床症状。

颈椎病患者为什么不可随意采用推拿法进行治疗

颈椎病是由于颈椎间盘蜕变引起的一系列病理变化，临床上表现出复杂的症状，如颈椎间盘突出，椎体后缘骨形成，关节的骨质增生，韧带的肥厚、钙化等，加上这些变化所造成的颈脊柱不稳定，使得颈椎管内外的重要结构如脊髓、神经根、交感神经、椎动脉等受压迫或不良刺激，从而引起各种临床症状。另外，颈椎病患者多见于年龄较大者。这些人的动脉可能开始硬化，韧带、关节囊等组织的柔韧性下降，由于上述这些病变使颈椎管容量减少，脊髓、神经、血管等重要结构退让的余地很小。颈部轻微的外力作用都可能造成颈部软组织、脊髓、神经的拉伤，使原有症状加重。强力的扳推动作或反复多次的不规则推拿，则可能造成医源性外伤，轻者使组织的炎症、水肿加重，重者可引起脊髓损伤，甚至引起瘫痪。

因此，在用推拿法治疗颈椎病时，推拿手法要得当，切不可随意推拿。颈椎椎管、椎间孔明显狭窄，颈椎严重骨质增生，或者椎间有骨刺形成者，以及有严重高血压、动脉硬化症及脑供血不足者，不宜施以推拿治疗。有颈椎骨折、脱位、畸形，以及骨质破坏，怀疑椎管内有肿瘤、脊髓有病变者切忌进行推拿治疗。

消除骨刺对治疗颈椎病有利吗

在颈椎病的病程中，椎间盘蜕变导致颈椎失稳，引起一系列相关症状，但另一方面机体通过椎体骨质增生（骨刺）来增加椎间的接触面积，达到稳定。试想假如椎间盘只有蜕变，没有增生，恐怕许多患者的颈椎关节早就磨损得无法使用了。从这种意义上说，骨刺的出现对机体是一种保护性反应，还给患者带来了好处。这也是医生对多数颈椎病患者首选保守治疗的依据。有些药品销售商宣称通过口服或外敷某种药物可消除骨刺，这是毫无科学依据的。

颈椎病患者日常调养与健身

家人日常应怎样照料颈椎病患者

对待颈椎病患者,家人应做到以下几点:

(1)作为颈椎病患者的家人,除本身应多了解护理颈椎病患者的常识外,还要让患者了解颈椎病的有关知识,以增强治疗信心,掌握正确的康复方法。观察患者治疗过程中心理情绪的变化,帮助其调节情绪,保持心理健康。

(2)帮助患者进行正确有效的牵引,解除机械性压迫。注意牵引时的姿势、位置及牵引的重量,并及时发现牵引过程中患者的反应,如是否有头晕、恶心、心悸等症状。正确应用理疗、按摩、药物等综合治疗,以早日解除病痛。正确指导患者进行头、颈部功能锻炼。

(3)非手术治疗过程中注意患者疼痛部位及肢体麻木无力的变化。按时测量体温、脉搏、呼吸、血压。对于长期卧床的患者,应注意有关卧床并发症的预防和观察。可经常用50%红花乙醇(酒精)按摩患者的骨突部位,如骶骨、尾骨、足根处、内外踝等。按时按摩上、下肢肌肉,鼓励患者主动加强各关节活动。

颈椎病患者平时睡什么样的床铺合适

对于颈椎病患者来说，如果床铺过于柔软，不仅会增加腰背部卧侧肌肉的张力，而且容易导致头颈部的体位相对升高。长年如此，就会导致局部肌肉韧带平衡失调，影响颈椎的生理曲线。因此，选好床铺对颈椎病的预防和治疗很重要。那么，颈椎病患者选用哪种床铺最为适宜呢。

（1）棕绷床。这种床透气性好、柔软、富有弹性，比较适合颈椎病患者使用。但随着使用时间延长，棕绳会逐渐松弛，弹性减弱，不再适宜颈椎病患者。因此，每隔3～5年后就应重换棕绳，以增强弹性。

（2）席梦思床垫。国外已生产出根据人体各部位负荷的不同和人体曲线的特点，选用多种规格和弹性的弹簧合理排列的席梦思床垫。这种床垫可起到维持人体生理曲线的作用，较适宜颈椎病患者。

（3）火炕。是我国北方寒冷地区农村常用的床铺。炕烧热后，不仅可以抗寒冷，而且有热疗的效果，对肌肉、关节痉挛与疼痛有放松和缓解的作用，并在一定程度上有缓解颈椎病症状的作用。

（4）木板床。可维持脊柱的平衡状态，若被褥松软合适，也有利于颈椎病患者使用。

（5）气垫床、沙床、水床。是国内外较为新颖的产品，分别采取在床垫里置入气体、沙和水，通过它们的流动而调整患者躯体负重点的方法，使人体各部受力符合生物力学要求，从而保持颈椎、腰椎等的正常生理曲线。但这些产品价格极其昂贵，目前仅在个别大医院作为治疗床使用。

颈椎病患者用什么样的枕头好

人类睡眠时间约占整个一生的 1/3。因此,睡眠时选择良好的枕头,对人的休息状态和颈肩背部的健康影响很大。对于颈椎病患者来说,选用合适的枕头对保护颈椎,促进颈椎病的康复,防止颈椎病的复发更是起着重要的作用。颈部是头和躯干连接的地方,有许多重要的神经血管通过。一般枕头不宜过高,过高会使头部处于强迫屈曲位,使颈后软组织长期处于牵拉状态而造成软组织的慢性劳损、松弛、压迫颈部血管神经,引起脑供血不足,诱发颈椎病或加重病情。过低的枕头也同样会改变颈椎的生理状态;同时,因头部的静脉无静脉瓣膜,重力可使脑内的静脉血回流减慢,动脉供血相对不足,而不利于颈椎病的康复。因此,枕头要高低合适,并且要软硬适中,有一定的弹性和保暖性,制作枕心最好选用羽毛。对正常人而言,枕头的高度及软硬度与每个人的胖瘦、肩的宽窄、脖子的长短有关,以舒适为度,并没有统一的标准。一般来说,单人枕头以超过自己的双肩宽度15厘米为宜。仰卧时,枕头置于颈后部,使颈部呈圆弧形,保持颈椎正常的前凸生理弯曲,使颈部得到充分休息。侧卧时,枕头置于颈侧部,使头部与床面平行,颈椎处于中立位,保持颈部平衡。

颈椎病患者应采取什么样的睡姿

调查显示,睡眠姿势合理与否,对人体健康有着较为直接的影响。这是因为,每一个人从小形成的习惯不同,所以睡眠姿势也不同。俯卧位容易引起颈部肌肉、韧带、关节等的劳损和退行性改变而导致颈部疾病的发生,还容易压迫心肺而影响呼吸,加重心脏负担,对人体健康最为不利。左侧卧位有加重心脏负担的可能性,也不理想。那么,哪种睡姿较为合理呢?专家提醒,只有不影响或加重心脏负担,不引起头颈部和脊柱的变形,能使全身肌肉放松,有利于休息的睡姿才是合理的。一般来说,以仰卧位和右侧卧位的睡姿为好,这样四肢自然伸直或微曲,全身肌肉放松,有利于消除疲劳。

进行日光浴对颈椎病患者有什么好处

日光浴有活跃机体组织细胞,增强体内血液循环,促进新陈代谢,消除患部炎性病变的功效。对老年颈椎病患者及体质虚弱者来说,日光浴尤为适宜,它能缓解症状,增强体质,促进功能恢复。日光浴一年四季都可进行,选择气温在18~20℃时进行较为合适。进行日光浴的时间不要过久,可由10分钟开始逐渐增加至1~2小时。在进行日光浴时应酌情裸露全身皮肤及更换体位,使皮肤被日光直射。需要注意的是,气温高于30℃时不宜进行日光浴;饭前、饭后1小时内也不宜进行日光浴;日光浴后应在阴凉处休息5~10分钟,不要马上进行淋浴。

常洗矿泉浴对颈椎病患者有什么好处

矿泉水中含有多种化学成分,这些成分可以作用于人的体表而发挥治疗作用,有些微量元素还可以直接进入人体内调节神经功能,引起皮肤毛细血管扩张、潮红充血,加速血液循环，改善心脏和椎—基底动脉对脑的血液供应，缓解神经性疼痛，对防治颈椎病及肢体关节疼痛有较好的疗效。矿泉浴应根据四季天气的变化和患者身体的状况进行辨证选择。一般老年颈椎病患者不宜直接到矿泉中洗浴，而应选用矿泉岸边浸浴或按摩淋浴。对于体质较好者则可选用冷矿泉浴或普通矿泉浴。需要注意的是，进行矿泉浴宜在饭后 30~60 分钟进行，因空腹进行矿泉浴易引起眩晕、恶心或虚脱；每次时间应在 10~20 分钟，特殊者方可达数小时；选择冷矿泉浴者应注意预防感冒。

颈椎病患者健身运动要把握什么原则

颈椎病患者进行自我保健运动，须把握以下几个要点：

（1）慢。运动时动作尽可能缓慢，以防止发生头晕、头痛等症状。

（2）松。运动时，颈部肌肉一定要放松，尽量不用力，使肌肉、各关节得到舒展，促进气血流通，加快康复。

（3）静。排除杂念，专心锻炼，怡然自得，对身心健康会起到良好的调节作用。

（4）恒。锻炼要持之以恒，每日 3 次，每次应量力而行。练习后做一些自我保健按摩，如点按风池、大椎、肩井穴，必能取得更好的效果。

适宜颈椎病患者的锻炼方法有哪些

颈椎病患者由于自身的特殊性，在选择锻炼项目时需特别注意。适合颈椎病患者的锻炼方法有以下几种：

（1）体操。由体疗师或临床医师制定的体操，既简单轻松，又能起到治疗效果。

（2）拳术。以太极拳较为理想，主要适用于神经根型及椎动脉型颈椎病患者。

（3）扩胸器及哑铃等上肢锻炼工具。适用于脊髓型颈椎病的卧床患者，以防止肌肉萎缩的进一步发展及增加心输出量。

（4）手部功能锻炼。根据病情选用橡皮握力器、核桃、石球等锻炼手部功能，主要适用于全身状况良好仅手部肌肉萎缩者，或全身瘫痪仅存手部功能者。

（5）脊柱及颈椎锻炼。腰背部以增强椎旁肌为主。颈部不宜做剧烈运动，以一般的伸屈侧向活动为主，病情较重者以按摩为主。

颈椎病患者平时多放风筝有什么益处

颈椎具有负重、减震、导向、滑动等多种功能，使用率比胸椎、腰椎高得多，因此也容易受损，甚至诱发颈椎病。要想延缓椎体和韧带的老化，充分发挥其代偿功能，最好的办法就是运动，而放风筝，则是一项既能够防治颈椎病又可愉悦身心的活动。

放风筝需要挺胸抬头，翘首举目，左顾右盼。所以，放风筝能增加颈椎周围肌纤维体积，保持韧带弹性和椎关节的灵活性，增强颈椎、脊椎的代偿能力，既不损伤椎体，又可预防椎骨和韧带的退化。此外，放风筝是一项综合性体育活动。

颈腰椎关节病的治疗与调养

在大自然中放风筝就是日光浴、空气浴。放风筝时，呼吸缓急有节，心率快慢有度，可增强心、肺功能；跑跑停停，有进有退，或坐或立，全身骨骼、肌肉都参与，因此能促进新陈代谢，延缓组织、器官老化。不仅颈椎病，也可减少其他老年病发病。放风筝时，双目远眺，全神贯注，意念集中，与气功有异曲同工之处，符合传统修身养性之道。

适合颈椎病患者的颈椎运动怎样做

颈椎运动既能预防颈椎病，也能治疗颈椎病，锻炼的方法简单，坐或站都能进行。活动的准备姿势：双脚分开与两肩同宽，两手臂放在身体两侧，指尖垂直向下（坐时两手掌放在两大腿上，掌心向下），两眼平视前方，全身放松。活动的具体方法：

抬头缓慢向上看天，要尽可能把头颈伸长到最大限度，并将胸腹一起向上伸（不能单纯做成抬头运动）；将伸长的颈慢慢向前、向下运动，好似公鸡啼叫时的姿势；再缓慢向后、向上缩颈，恢复到准备姿势。活动的注意事项：每做一次连续运动约需 1 分钟；向上伸颈和向后缩颈都要挺胸收腹；结合每人不同情况每天可做数遍，每遍可做数次。这种伸颈运动可以改善颈部肌肉韧带的供血，使血液循环加快，使肌肉韧带更加强壮，使骨密度增加，预防骨质疏松，从而减少颈椎病的发生。这种运动不仅能使颈椎得到锻炼，还能使胸部、腹部及内脏得到锻炼。这种锻炼方法不需要运动场地，随时随地都可进行，也是一种积极的休息方法。

颈椎保健操怎样做

颈椎病是一种常见病，凡长期从事办公室工作的人，如打字、写作等都会因姿势不当造成颈椎病。此外，其发病还与受寒及潮湿等因素刺激有关。要防止颈椎病的发生，除了要纠正不良姿势，注意防潮、防冷外，还应积极加强锻炼，经常活动颈部。这里特别介绍6式颈椎保健操，以供大家在平时练习。

（1）前俯后仰。做操前，先自然站立，双目平视，双脚略分开，与两肩平行，然后双手叉腰。做动作时先抬头后仰，同时吸气，双眼望天，停留片刻；然后缓慢向前胸部位低头，同时呼气，双眼看地。做此动作时，要闭口，使下颌尽量紧贴前胸，停留片刻后，再上下反复做4次。动作要旨是：舒展、轻松、缓慢，以不感到难受为宜。

（2）左右摆动。做操前，先自然站立，双目平视，双脚略分开，与肩平行，双手叉腰。做动作时头部缓缓向左肩倾斜，使左耳贴于左肩，停留片刻后，头部返回中位；然后再向右肩倾斜，同样右耳要贴近右肩，停留片刻后，再回到中位。这样左右摆动反复做4次，在头部摆动时需吸气，回到中位时，慢慢呼气，做操时双肩、颈部要尽量放松，动作以慢而稳为佳。

（3）左右旋转。做操前，先自然站立，双目平视，双脚略分开，与肩平行，双手叉腰。做动作时先将头部缓慢转向左侧，同时吸气于胸，让右侧颈部伸直后，停留片刻，再缓慢转向右侧，同时呼气，让左边颈部伸直后，停留片刻。这样反复交替做4次。要注意的是，整套动作要轻松、舒展，以不感到头晕为宜。

（4）举臂转身。做操前，先自然站立，双目平视，双脚略分开，与肩同宽，双手自然下垂。做动作时先举右臂，手掌向下，抬头目视手心，身体慢慢转向左侧，停留片刻。在转身时，要注意脚跟转动45°角，身体重心向前倾，然后身体再转向右后侧，旋转时要慢慢吸气，回转时慢慢呼气，整个动作要缓慢、协调。转动颈、腰部时，要尽量转到不能转为止，停留片刻，回到自然式后，再换左臂。而换左臂时，放下的手要沿耳根慢慢压下，换好手臂后同样再做，来回反复做2次。

（5）提肩缩颈。做操前，先自然站立，双目平视，双脚略分开，与肩平行，双手自然下垂。做动作时双肩慢慢提起，颈部尽量往下缩，停留片刻后，双肩慢慢放松地放下，头颈自然伸出，还原自然，然后再将双肩用力往下沉，头颈部向上拔伸，停留片刻后，双肩放松，并自然呼气。注意在缩伸颈的同时要慢慢吸气，停留时要憋气，松肩时要尽量使肩、颈部放松。回到自然式后，再反复做4次。

（6）波浪屈伸。做操前，先自然站立，双目平视，双腿略分开，与肩平行，双手自然下垂。做动作时下颌往下前方波浪式屈伸，在做该动作时，下颌尽量贴近前胸，双肩扛起，下颌慢慢屈起，胸部前挺，双肩往后上下慢慢运动。下颌屈伸时要慢慢吸气，抬头还原时慢慢呼气，双肩放松，做两次停留片刻；然后再倒过来做下颌伸屈运动，由上往下时吸气，还原时呼气，做两次，正反各练2次。

怎样做颈部哑铃保健操

颈部哑铃操既是一种医疗操，又是预防颈椎病的保健操。具体做法如下：

（1）屈肘扩胸。双脚分开与肩同宽，两手持哑铃自然下垂；两臂平肩屈肘，同时后摆扩胸，还原成预备姿势。反复进行12~16次。

（2）斜方击出。双脚分开与肩同宽，两手持哑铃屈肘置于胸两侧；上体稍向左转，右手向左前斜方击出，还原成预备姿势；左、右交替，各重复6~8次。

（3）侧方击出。双脚分开与肩同宽，两手持哑铃屈肘置于胸两侧；左手持哑铃向右侧方击出，左、右交替，各重复6~8次。

（4）上方击出。双脚分开与肩同宽，两手持哑铃屈肘置于胸两侧；右手持哑铃向上方击出；左、右交替，各重复6~8次。

（5）伸臂外展。双脚分开与肩同宽，两手持哑铃下垂；右上肢伸直向上举；左、右交替，各重复6~8次。

（6）耸肩后旋。两脚分开与肩同宽，双手持哑铃下垂；两肩用力向上耸起，两肩向后旋并放下，反复进行12~16次。

（7）两肩后张扩胸后伸。两脚分开与肩同宽，两手持哑铃下垂；两臂伸直外旋，两肩后张，同时扩胸；反复进行12~16次。

（8）直臂前后摆动。两脚前后分开，两手持哑铃下垂；左右上肢伸直同时前后交替摆动，重复6~8次；两脚互换站立位置，同时摆动6~8次。

（9）头侧屈转。两脚分开与肩同宽，两手持哑铃下垂；头颈部向左屈曲，达到最大范围，再向右侧旋到最大位置；左右交替，反复进行6~8次。

（10）头前屈后仰。两脚分开与肩同宽，两手持哑铃下垂，头颈部前屈，尽可能达到最大范围；头颈部向后仰达到最大范围，重复6～8次。

（11）头部旋转。两脚分开与肩同宽，两手持哑铃下垂，头颈部沿顺时针方向尽力旋转，再向逆时针方向尽力旋转，重复6～8次。

动作要领如下：完成各节动作时，动作要尽量准确；手持的哑铃重量可据个人体力情况选择；各节动作的重复次数，可根据身体情况加减；其中的头颈部运动，要针对活动障碍的方向，反复进行适应性加大范围的练习；对某些动作，如头部侧转和旋转易引起椎动脉型颈椎病患者眩晕症状加重，可暂时不做，待症状缓解后再做。这套体操每日可做1次或2次。

肩周炎

肩周炎全称肩关节周围炎，又称五十肩、冻结肩、肩凝症、漏肩风。它是以肩关节疼痛为主要症状的中老年常见疾病。

了解肩周炎病

什么是肩周炎

肩周炎全称肩关节周围炎，又称五十肩、冻结肩、肩凝症、漏肩风。它是以肩关节疼痛为主要症状的中老年常见疾病。该病多发生在50岁左右，女性发病率略高于男性，左侧发病率高于右侧。

肩周炎是怎样发生的

中医认为，肩周炎是体虚感邪所引起。五旬之人年老体虚，肝肾亏损，气血渐亏，筋脉失于濡养，加上肩部过度劳伤，又卧露感受风寒湿邪导致寒凝筋膜、血不荣筋，则发展为本病。其次，由于外伤而发病，如锁骨骨折，肱骨外颈骨折，肩关节脱位，上肢骨折固定时间太长或固定期间内不注意肩关节功能锻炼等，造成气血凝滞不通，筋脉失养，以致拘挛，萎废、肌肉萎缩发展为本病。

现代医学认为，肩周炎的形成与肩部、肩外等诸多因素有关。

1. 肩部原因。

由关节周围结缔组织、肌筋膜的退行性病变所引起。包括肱二头肌长头或短头肌腱炎，冈上肌腱炎或肩袖撕裂，肩峰下滑囊炎等。此外，因肩部手术或创伤骨折，固定的时间太长，也容易发生肩周炎。

2. 肩外原因。

（1）包括颈椎病或颈椎间盘突出症。由于颈神经根放射性疼痛，使肩肌痉挛，从而发生活动限制和肩关节粘连，挛缩。

（2）高血压病及代谢性疾患，引起肩部肌肉充血和异常紧张。

（3）交感神经过度紧张者。

（4）过劳、寒冷、疲劳、精神刺激和外伤都是致病因素，可使肩关节周围的肌肉长期持续地紧张，使局部处于充血状态。

肩周炎的发生和颈椎病有什么关系

颈椎病与肩周炎关系密切。一些颈椎病主要症状就表现为肩部疼痛，同时颈椎病又可合并肩周炎，因此这两种疾病的诊断须要特别仔细，必须明确究竟是单纯颈椎病，还是单纯肩周炎，或是颈椎病同时合并肩周炎。颈椎病的疼痛部位、时间、方式和范围与肩周炎疼痛不同，两者的病程和发展也不相同，治疗更不相同，因而必须认真鉴别。颈椎病是由于颈椎骨质增生压迫通过的神经，引起肩部或上肢的放射性疼痛、麻木、活动障碍等症状，因而颈椎病可以导致关节囊粘连、挛缩，也可以导致肩关节活动的协调能力下降，因而容易发生肩周炎。颈椎病性肩周炎多发生于中老年人群中，年轻患者较少。因此，专家提醒，颈椎病患者，尤其是患了颈椎病的中老年患者一定要注意肩部的锻炼，以预防肩周炎的发生。

怎样自我诊断是否患了肩周炎

肩周炎显著症状是肩关节疼痛、肌肉无力、活动障碍。但疼痛的程度及性质有较大的差异，或为钝痛，或为刀割般痛，具有持久性，夜间疼痛加重，甚至痛醒，影响睡眠。这种疼痛可引起持续性肌肉痉挛，肌肉痉挛有的很轻，有的很重；疼痛与肌肉痉挛可局限在肩关节，也可以向上放射至后头部，向下可达腕及手指，也有的向后放射到肩胛骨，向前到胸部，还有的放射到三头肌或者放射到三角肌、二头肌直达前臂的桡骨。肩周炎压痛点范围广泛，因病期不同压痛点部位和压痛程度也不一致。

诱发肩周炎的因素有哪些

在肩周炎的治疗和预防过程中，应根据其诱发因素区别对待。因此，熟悉肩周炎的诱发因素，对肩周炎的防治十分重要。诱发肩周炎的因素主要有以下几方面：

（1）肩关节的活动较少。肩关节的活动减少，尤其是上肢长期靠在身旁，垂于体侧，被认为是肩周炎最主要的诱发因素。一般在外伤或手术以后，肩关节活动锐减，肩周炎发生率较高。不仅肩部或上臂骨折，外伤后过久地不适当制动可造成肩周炎，而且有时甚至因为前臂、腕部骨折后用颈腕吊带悬吊而减少了肩关节的活动也可造成肩周炎。此外，心脏手术也可引起同侧肩关节的肩周炎。这种手术以后引发的肩周炎，可能与术后疼痛、肩部活动减少有关。

（2）肩关节内在病变。肩关节本身发生病变，尤其是局部软组织退行性改变，由于疼痛限制肩关节运动造成肩周炎。导致肩周炎最常见软组织退行性疾病是肌腱炎和腱鞘炎，其次是撞击综合征和肩峰下损害。此外，肩部的损伤有时即使是微小的损伤，也极有可能成为肩周炎的起因。

（3）邻近部位的疾病。常见的邻近部位病变为颈椎疾患。专家研究发现，颈椎病患者发生肩周炎的可能性极大，而且肩周炎患者也常伴有同侧颈椎侧屈和旋转功能的明显下降。另外，心脏病、肺部结核、膈下疾病等，也可不同程度地引起肩周炎的发生。

（4）内分泌系统疾病。糖尿病、甲状腺功能亢进或甲状腺功能减退等内分泌系统疾病也与肩周炎关系密切，尤其是糖尿病患者合并肩周炎的发生率可达 10%～20%。因此，内分泌功能紊乱也可能是肩周炎的诱发因素之一。

（5）神经系统疾病。调查显示，患偏瘫、神经麻痹等神经系统疾病的患者肩周炎发生率较高。这可能与肌肉力量降低，运动量减少有关，如帕金森病患者肩周炎的发生率高达12.7%，高发的原因明显地与运动减少有关。

（6）姿势失调。肩周炎多发生于手工作业、伏案久坐等职业人群中，而且过度胸椎后突（驼背）的患者明显地容易患肩周炎。这是由于长期的不良姿势或姿势失调造成了肩胛骨的倾斜，肩峰和肱骨也由于不正常的应力而发生位置改变，逐渐形成肩袖损伤,潜在地导致肩周炎。

为什么说把所有的肩痛都确诊为肩周炎易耽误病情

肩周炎为肩关节周围软组织退行性、炎症性病变,特别是冬天肩部受凉也容易引发此病,主要表现为肩臂疼痛,活动受限,以夜间安静时疼痛加重。但肩痛并非都是肩周炎所引起,下列疾病也常引起肩痛,千万不要麻痹大意而贻误了病情。

(1)颈椎病。当颈椎发生增生等退行性病变,增生骨刺压迫颈部神经可引起肩痛,但这种肩痛多伴有颈部的不适及头昏、眩晕等症状。

(2)胆囊炎、胆石症。炎症或胆石牵涉引起右肩痛,易反复发作,B超检查可以确诊,经抗感染、解痉止痛治疗可缓解肩痛。

(3)心绞痛、心肌梗死。疼痛因心肌缺血放射至左肩引起。心绞痛常因劳累或兴奋诱发,休息后疼痛可缓解,含服硝酸甘油有显效;心肌梗死则常在睡眠或静息状态下发病,常伴有面色苍白、大汗淋漓及休克、心力衰竭严重表现,含服硝酸甘油片及休息均得不到明显缓解。这两者常危及生命,有冠心病史者尤应小心。

(4)肺尖癌。肺尖的周边区域有支配肩背部以及上肢皮肤和肌肉的臂丛神经。当肺尖部位发生癌肿后,可压迫或侵犯这些神经丛,从而引起肩部疼痛,夜间疼痛加重。因此,中老年人如果出现肩痛,用治疗肩周炎的方法不能缓解症状时,或伴有咳嗽、咳血、全身症状恶化等表现时,应及时到医院查清病因。

肩周炎发病通常分哪 3 个阶段

肩周炎的发病过程，临床表现通常要经过 3 个阶段。在慢性发病过程的患者身上，这 3 个阶段表现得更为明显。了解这个发病过程，对于防治肩周炎具有重要的作用。这 3 个阶段分别如下：

（1）冻结期。是肩周炎的急性发病阶段，是由于炎症、疼痛而引起反射性肌肉痉挛等为主的病理变化，而没有软组织粘连等不可逆转的病理转变。临床表现以疼痛和肩关节的功能障碍为主要特征，这是肩周炎的初期阶段。

（2）稳定期。这是肩周炎从急性转变到慢性的发病阶段，这时肩疼痛的症状减轻。由于关节周围软组织在炎症反应后发生挛缩、增生、肥厚和粘连等，严重限制了肩关节活动，所以此期为软组织发生器质性病理改变的阶段。

（3）解冻期。炎症过程自行消退，病理停止发展，所有的症状得到缓解，如果能坚持锻炼，功能可逐渐得到恢复，否则功能往往不会自行恢复。

肩周炎功能受限通常有哪些特点

肩周炎的功能受限主要有以下几个特点：

（1）肩关节功能广泛受限。当前屈、上举功能受限时，患者常感到穿衣、脱衣、梳头困难等。当外旋功能受限时，患者常感到举手、投掷困难。当内旋功能受限时，患者常感到系腰带、叉腰困难。当内收功能受限时,患者常感到脱背心、脱毛衣困难。

(2)肩关节的主动活动受限。主动活动受限即患者自己主观上想动但动不了,原因是患者肩关节内部的广泛粘连,使肩关节运动功能丧失。

(3)肩关节的被动活动受限。被动活动受限是指医生或其他人使患者肩关节运动也出现困难,原因也是患者肩关节内部的广泛粘连,使肩关节运动功能丧失。

什么是肩周炎的"外展扛肩现象"

肩周炎的"外展扛肩现象"是指患者肩关节主动或被动外展时,患侧肩胛骨也随之向外上方移动,肩部随之高耸,形成"扛肩"的现象。"外展扛肩现象"出现的原因是:肩关节周围出现的广泛粘连,盂肱关节与肩胛胸壁关节之间的运动比例失调,肩关节外展功能受限。

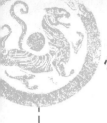

肩周炎的预防

哪些人易患肩周炎

　　调查显示，患肩周炎的患者多是肩臂活动多但并不消耗体力的非体力劳动者，例如厨师、教师、作家、画家、会计、司机和某些办公室工作人员等。这些患者所从事的工作均需要频繁活动肩臂或肩臂必须长时间固定于某一种姿势，尤其是这种姿势大部分是呈上臂轻度外展、内旋位。

　　例如厨师使用刀、铲、勺的活动即属此类。会计打算盘、使用计算器或微机的姿势，司机把握方向盘的姿势，作家、画家的伏案姿势等。虽耗力不大，但其姿势固定时间长，久而久之，势必导致肩臂某些组织的慢性疲劳损伤，发生退行性病变，最终导致泛发性炎症。另外，这些姿势容易引起肩袖肌及肌腱的疲劳，加速肩袖的劳损性退化和变性。这种经常性疲劳累积为小损伤后出现轻微酸胀症状，一般不容易被重视，如再有意外刺激，即触发炎性反应，使之充血、渗出及肉芽组织增生。进入中年以后，尤其是 50 岁左右时，蜕变到一定程度，组织再生和修复能力下降，内分泌功能紊乱、新陈代谢减退及其他诱因等均可导致炎性灶迅速粘连、纤维化甚至钙化,最终导致肩周各关节活动受限和剧烈疼痛。

预防肩周炎的发生要注意哪些问题

肩周炎主要是肩关节周围组织退行性改变、外伤、肩部功能活动较少以及颈椎病(神经根型)等原因所致。根据肩周炎的病因,可从以下几方面进行预防:

(1)避免肩部过度疲劳。过度疲劳易导致肩部软组织慢性疲劳和损伤。

(2)避免肩部受寒受湿。受寒受湿是导致肩周炎发生的重要因素,尤其是夜间睡眠时,要注意肩部保暖。

(3)避免肩部外伤。尤其是老年人,由于运动功能协调性差,稍受外力作用就会引起肩部软组织损伤,甚至骨折,应充分注意。

(4)避免长期制动。各种原因所致的肩部长期不活动,均可造成肩关节软组织粘连、挛缩。

(5)保持肩关节的稳定性。增加肩部肌力练习,可减少肩周炎的发生和复发。但进行肌力练习必须遵守循序渐进、个别对待、局部和全身锻炼相结合的原则,以免引起肩部损伤。

为什么老年人盛夏也要预防肩周炎

随着盛夏的到来,患肩周炎的老人却日渐增多。许多人胳膊抬不起来,伸展不开,穿衣、梳头、提裤等日常动作都十分困难。那么,老人为何盛夏也容易发生肩周炎呢?中医学认为，肩周炎的发生，除了与身体正气不足关系密切外，主要是肩部受到风寒湿邪的侵袭。例如久居湿地、风雨露宿，以致风寒湿邪侵袭血脉筋肉，在脉则血凝而不流，脉络拘急而疼痛；寒湿之邪侵淫筋肉则屈而不伸，痿而不用，从而发生了肩周炎。而且患肩周炎的患者局部特别怕风，中医也称"漏肩风"。从临床表现来看也颇为形象。例如，某些患者虽在炎炎夏日，仍然感到肩部冰冷，不得已还得穿用棉坎肩保护肩部使之不至于受"寒"。

此外，夏日酷暑难熬，有些老人爱冲凉水澡，肩膀常受寒冷的刺激；夏天纳凉，许多老人喜欢久坐于林荫道、屋檐下，或湿地，或淋风雨，或夜晚露宿，只图凉爽，而遭受风寒湿邪侵袭；夏季多数老人晚间睡觉不注意，肩膀裸露在外，再加上电扇、空调等冷气较长时间吹拂，以上这些都容易使肩部着凉，成为诱发肩周炎的原因。因此，夏季老人应特别注意保健养生，避免风寒，预防肩周炎的发生。

肩周炎的治疗

肩周炎患者应怎样进行自我心理调节

肩周炎是一种多发病、常见病。病程长的，常数年不愈，而且反复发作，对患者的工作和日常生活有很大影响。肩周炎患者，特别是冻结肩患者，普遍存在着心理负担，对治疗信心不足，不能很好地配合医生的治疗。如果患者心理负担重，不能积极配合治疗，不能主动进行自我功能锻炼、做康复操以及理疗，就会直接影响肩周炎的治疗和康复。

所以，肩周炎患者首先要进行自我心理调节，尤其是肩痛较重、夜间难以入睡的患者，更应当树立信心，正确对待病情，不可急躁、焦虑。情绪烦躁、焦虑会使机体对疼痛更加敏感，从而加重疼痛症状。肩周炎患者

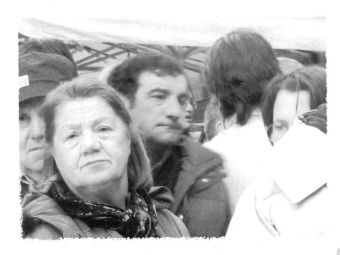

只要对该病有正确的认识，对该病的治疗充满信心，随时掌握自我病情的变化，积极进行功能锻炼，积极预防，就一定能够获得好的疗效。

为什么说治疗肩周炎不可滥用西药

对于肩周炎急性期的患者，在疼痛剧烈或影响睡眠时，可用一些西药以缓解剧烈的疼痛。但有一些西药容易产生不良反应，应该慎用。具体介绍如下：

（1）非类固醇类消炎药。此类药物可在中药治疗基础上作为辅助治疗，在关节剧痛情况下，可少量应用以缓解疼痛，缓解后即停用。例如，阿司匹林具有止痛、退热、消炎、抗过敏等作用，但服后易出现胃肠道刺激症状或胃出血，应注意观察；吲哚美辛（消炎痛）具有消炎、退热、镇静的作用，可减少对消化道刺激症状，但溃疡病患者应禁用或慎用；吡罗昔康（炎痛喜康）具有消炎、镇静作用，不良反应比阿司匹林、吲哚美辛（消炎痛）为轻，故为常用药，但仍可引起溃疡病出血，故溃疡病患者、哺乳妇女、儿童禁用。

（2）肾上腺皮质激素。此类药物能抑制变态反应，控制炎症发展，减少炎症渗出，但一般尽量不用。例如泼尼松（强地松），每日 10～20 毫克，分 2～3 次服用；或地塞米松每日 1.5 毫克，分 2 次服用。

什么是肩周炎的外治法

中医学认为，肩周炎与年老体弱、气血虚损、筋失濡养、风寒湿邪侵袭等因素有关，除内服药物、针灸推拿、功能锻炼、饮食调养等康复治疗措施外，用外治法有时也会取得较好的效果。下面简单介绍几种处方：

（1）取元胡、独活、桂枝、秦艽、当归、海风藤、乳香、没药、木香各 15 克，桑枝 20 克，放在一起炒热，布包熨患部 30 分钟，冷却即换，每日 1～2 次；或煎汤热敷患部 30 分钟，冷却即换，每日 1～2 次。有温经活血、祛痹止痛之效。

（2）取老生姜 300 克、细辛 80 克、60 度高粱酒 100 毫升，先将生姜洗净，细辛研末，混合捣成泥，炒热，入白酒调匀，再微炒片刻，将药敷于纱布上，热敷肩周疼痛部位，每日晚上敷 1 次，一般 5～14 日可痊愈。

（3）将纯松香研细末，加入铅丹和匀即可。取油纸 1 张，均匀地将松香丹粉薄摊于油纸上，以看不见油纸为佳，再用白酒喷湿，敷于患处，外用药棉、绷带包扎，3 日 1 换，连敷 4 次即可见效。

（4）将适量枇杷叶切碎、焙热，用纱布包裹后热敷患处，10 多分钟后疼痛便可减轻。每日 2 次，热敷 1 个月后，病情即能缓解。

肩周炎患者怎样进行自我按摩

如果肩周炎患者关节活动障碍仅累及一侧，那么，可以用健侧上肢对患侧进行自我按摩。患者在进行自我按摩以前，一般先进行热水浴，随后可以选择一种较为适合自己的疗养体操进行锻炼，最后进行肩周炎的自我按摩。自我按摩的步骤及方法为：

（1）用健侧的拇指或手掌自上而下按揉患侧肩关节的前部及外侧，时间为1~2分钟，在局部痛点处可以用拇指点按片刻。

（2）用健侧手的第2~4指的指腹按揉肩关节后部的各个部位，时间为1~2分钟，按揉过程中发现有局部痛点也可用手指点按片刻。

（3）用健侧拇指及其余手指联合动作揉捏患侧上肢的上臂肌肉，由下至上揉捏至肩部，时间为1~2分钟。对于肩后部按摩不到的部位，可用拍打法进行治疗。自我按摩可每日进行1次，坚持1~2个月，会有较好的效果。

怎样用足部刮痧法治疗肩周炎

肩周炎为软组织损伤性疾患，以早期治疗为佳，用足部刮痧法治疗肩周炎重点在加强肩部功能活动的基础上，配合对足部反射区刮痧使之相辅相助。善于刮痧者可自行操作进行足部的刮痧。

（1）刮拭6个基本反射区，重点刮拭头、颈、斜方肌、甲状旁腺反射区各3分钟，每日1次。

（2）刮拭肩胛、肩、肘反射区各3分钟，每日1次。

（3）刮拭风池、大椎、肩俞、手三里、外关、合谷穴2分钟，隔日1次。需要注意的是，肩周炎患者进行足部刮痧治疗的同时，必须加强肩关节的功能锻炼。

肩周炎患者日常生活中的调养

肩周炎患者日常要注意哪些问题

在肩周炎初期，并不是所有的组织都发生退行性变及粘连，只是某一组织产生病变，使得肩关节活动到某一位置时才产生疼痛，一般关节活动无明显限制。因此，这个阶段在积极治疗的同时，可以继续工作。

随着病情的发展，关节韧带挛缩和血肿机化粘连，使肌肉萎缩，关节僵直，发生功能障碍。此时，如果为了避免活动肩关节产生疼痛而限制运动，就会加重粘连，使得肩关节更加僵硬；而如果活动过多，就又会加重炎性液体的渗出，其结果也会导致疼痛和粘连的加重。所以在积极治疗的同时，一定要配合适当的功能锻炼。可以进行适当的工作，但不要错误地认为通过每天的工作或家务劳动可达到锻炼的目的，这样会贻误病情。

患了肩周炎平时应注意些什么

肩周炎患者由于肩部功能受限，在日常生活中，需要注意以下几个方面的问题：

（1）注意肩部保暖。尤其需要注意的是，冬季外出时防止肩部冻伤，夏季避免空调冷风长时间直吹肩部。

（2）进行肩关节活动时，上体要保持正直，避免腰部代替，使肩关节得到最大范围的活动。患者尽量使用手进行力所能及的操作，以促进肩关节功能恢复。

（3）活动时宜循序渐进，每天有规定的活动次数，活动时动作宜缓慢，不能用力过猛，以免再度损伤引起剧烈疼痛。

（4）对心脏病、高血压患者来说，应注意其心率、血压的变化，切忌憋气，以免血压上升。

肩周炎患者平时怎样进行肩部锻炼

对于肩周炎患者来说，最为有效的治疗就是自我锻炼。坚持正确而有效的锻炼可防止和解除神经粘连，舒筋活血，改善局部血液循环，防止肌肉痉挛，增强和改善肌肉的功能，对于治疗肩周炎具有明显的疗效。肩周炎患者常用的锻炼方法有以下几种：

（1）爬墙练习。面对墙壁，两足分开与肩同宽，上肢前伸，手指做爬墙运动并由低逐渐增高，使肩臂肌肉有牵拉痛感，重复10次。

（2）后伸压肩。背对桌面，双手扶桌，反复下蹲，重复10次，练习肩关节后伸功能。

（3）站立画圈。站立，双臂伸直，避免弯曲，最大限度缓慢地由下向上按顺时针划圈，重复10次，反复进行。

（4）拉轮练习。装一小滑轮，并在滑轮穿一绳，绳两端各系一小木棍,用健侧手臂带动患侧手臂,上下拉动,每次 3 下。

(5)梳头动作。双手交替由前额、头顶、枕后、耳后,向前、纵向绕头一圈,类似梳头动作,每次 15～20 次,1 日 3～5 次。

(6)屈肘甩手。背部靠墙站立或仰卧于床上,上臂贴身,屈肘,以肘部作为支点进行外旋活动。

(7)旋肩。站立,双臂自然下垂,肘部伸直,患臂由前向后划圈,幅度由小到大。

(8)展翅。站立,上肢自然下垂,双臂伸直,手心向下缓缓向上用力抬起,到最大幅度后停 10 秒左右,回复原位,反复进行。

防治肩周炎的站立操怎样做

随着现代生活的进展,竞争压力的加大,伏案时间的延长等原因,肩周炎患者不断增多。防治肩周炎不要常坐着,应经常站着并做一些有利于肩部保健的动作,如:

(1)背部靠墙站立,上臂贴身,屈肘,以肘部作为支点进行外旋活动。

(2)站立,上肢自然下垂,双臂伸直,手心向下,缓缓向上用力抬起,到最大限度后停 10 秒左右再回原处。

(3)面墙站立,用患侧手指沿墙缓缓向上爬动,尽量高举到最大限度,再缓缓向下回原处,反复进行,逐渐增加高度。

(4)自然站立,在患侧上肢内旋并后伸姿势下,健侧手拉住患侧手或腕部,逐渐向健侧并向上牵拉。

(5)站立或仰卧,患侧肘弯曲,前臂向前向上,掌心向下,患侧的手经额前,对侧耳部、枕部绕头一圈,即梳头动作。

（6）站立，患肢自然下垂，肘部伸直，患臂由前向后划圈，幅度由小到大。

需要提醒的是，肩周炎是一种常见多发病，应以预防为主；以上动作，每日做 3～5 次，每个动作做 20～40 下，才能对肩周炎起到很好的效果。

肩周炎患者平时怎样进行"拉毛巾"锻炼

肩周炎的治疗方法很多，灵活地拉毛巾也可治疗肩周炎。取一条长毛巾，两只手各拽一头，分别放在身后，一手在上一手在下，和搓澡一样先上下拉动，再左右拉动，反复进行，每次 15 分钟。刚开始可能活动受到一些限制，应循序渐进，动作由小到大并由慢到快，每日早、中、晚各做 1 次。只要持之以恒，肩周炎的症状就会得到控制和改善。

颈肩腰腿痛患者跑步应注意哪些问题

俗话说："饭后百步走，活到九十九。"跑步与散步对每一个健康人来说都非常重要。不少老年人常说："跑跑跳跳，青春年少。"但我们不能一概而论，一般来说，中青年人宜进行跑步锻炼，中老年人宜进行慢跑锻炼，老年人宜小跑锻炼，体弱多病者只宜选择散步锻炼。在跑步时，须要注意以下几点：

（1）跑步前先散步、甩臂，10 分钟后才可起跑，先慢而后逐渐加快。

（2）跑步速度不宜过快，跑步时间和距离不宜过长过远，以身体耐受力为度，可自测脉搏、呼吸，心率不宜超过 100 次

／分,呼吸不宜超过 25 次／分,总距离不宜超过 5000 米。

（3）运动量必须严格控制,如感心悸、头昏、乏力应立即减量,但最好不要骤停。

（4）有冠心病、高血压、心律失常病史者,跑步宜谨慎,运动量宜小。

（5）有心肌梗死、脑血管意外病史者,最好晨起散步,呼吸新鲜空气,避免跑跳。

（6）失眠、低血糖者,晨起时可先进少量饮食（如牛奶、豆浆等）,再进行跑步。

（7）跑步中如果发生心律失常、心绞痛,应立即停止,并服用适当药品。有此类病史者,应备急救盒,并学会使用方法。

（8）跑步后应继续散散步,不要马上停顿下来,擦干汗液,休息片刻再进早餐。

（9）散步时应注意避免受凉,注意配合深呼吸、上下肢活动和全身伸展运动。

腰椎间盘突出症

　　腰椎间盘突出症的主要症状为腰部疼痛，表现在下腰部及腰骶部，以持续性钝痛为主。卧位时疼痛减轻，久站后疼痛加剧。

了解腰椎间盘突出症及诊断

什么是腰椎间盘突出症

腰椎间盘突出症，也称髓核突出或腰椎间盘纤维环破裂症，引发此症主要是因为腰椎间盘各部分，尤其是髓核出现不同程度的退行性改变后，在外界因素的作用下，导致椎间盘纤维环破裂，使髓核从破裂处突出于后方或椎管内，导致相邻的组织，如脊神经根、脊髓等遭受刺激或压迫，从而产生腰痛、一侧或两侧下肢麻木、疼痛等一系列症状。

患腰椎间盘突出会出现哪些症状

腰椎间盘突出的主要症状通常表现为以下各方面：

（1）腰部疼痛。疼痛主要表现在下腰部及腰骶部，以持续性钝痛为主。卧位时可减轻，久站后疼痛可加剧。

（2）下肢放射性疼痛。一般多出现一侧下肢疼痛。主要以臀部、大腿后外侧及小腿外侧至足跟或足背出现放射性疼痛。

（3）下肢麻木或感觉异常。一般与下肢放射性疼痛同时出现。感觉异常主要表现为发凉,患肢温度降低,尤以末端最为明显。

（4）间歇性跛行。患者行走时,可随行走距离增加而加重腰腿不适症状,出现跛行,而坐位或平卧一段时间后即可缓解。这是因为髓核突出后,继发腰椎管狭窄所致。

（5）马尾神经症状。中央型的腰椎间盘突出症,如果突出较大可压迫马尾神经,表现为会阴部麻木、大小便功能障碍,女性可出现尿失禁,男性还可出现阳痿症状。

腰椎间盘突出症形成的病因有哪些

形成腰椎间盘突出症的常见病因有以下几种:

（1）椎间盘的生理特点。成人的椎间盘逐渐缺乏血液循环,修复能力也较差,尤其是在蜕变发生后,修复能力更差。椎间盘后外侧的纤维环较为薄弱,而后纵韧带在腰5、骶1平面时,宽度显著减少,对纤维环的加强作用明显减弱。

（2）椎间盘的退行性改变。椎间盘缺乏血液供给,修复能量较弱,日常生活中椎间盘受到各方面的挤压、牵拉和扭转作用,易使椎间盘髓核、纤维环、软骨板逐渐老化,导致纤维环易于破裂,而致椎间盘突出。

（3）外力作用。有些人在日常生活和工作中,往往存在长期腰部用力不当、过度用力、姿势或体位不正确等情况。例如,装卸工作人员长期弯腰提举重物,驾驶员长期处于坐位和颠簸状态。这些长期反复的外力造成的轻微创伤,长年累月地作用于椎间盘,加快了其蜕变的速度。

腰椎间盘突出症为什么容易反复发作

腰椎间盘突出症经治疗和休息后，虽可使病情缓解或痊愈，但该症的复发率较高。该症容易复发的原因主要有以下几点：

（1）该症经过治疗后，虽然症状基本消失，但许多患者髓核并未完全回纳，只是压迫神经根的程度有所缓解，而有些只是和神经根不再黏连而已。

（2）该症病情虽已稳定痊愈，但在短时间内，一旦劳累过度或扭伤腰部都可使髓核再次突出，导致该症的复发。

（3）在阴凉、潮湿季节如果忽视保暖，人体遭到风寒湿邪的侵袭，也容易诱发该症。

（4）术后患者虽然该节段髓核已摘除，但手术后该节段上、下的脊椎稳定性欠佳，因此在手术节段上、下二节段的椎间盘容易突出，而导致腰椎间盘突出症的复发。

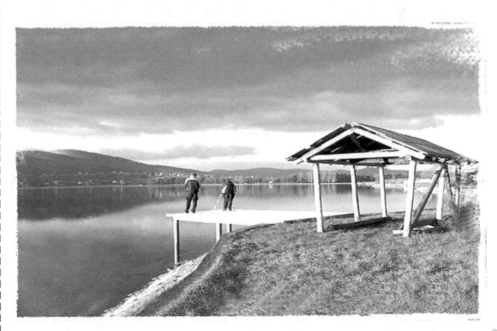

颈腰椎关节病的治疗与调养

腰椎间盘突出症后期为什么会出现腰腿痛的症状

腰椎间盘突出症患者常有腰腿痛症状，腰痛症状既可出现在腿痛前，也可与腿痛同时出现，还可出现在腿痛后。发生腿疼的原因主要是突出物刺激了外层纤维环及后纵韧带中的窦椎神经纤维。腰椎间盘突出症后期患者经休息和治疗后，腰部肌肉痉挛得以解除，腰椎正常功能得以恢复，椎间盘、韧带和关节囊水肿消退，对神经纤维的刺激减轻或消失，故腰疼症状可改善。但由于早期突出物引起的炎症水肿，继而发展为神经根的粘连，在后期没有得到根本改善，神经根的刺激未得到消除，所以仍可留有腿痛症状。

各种腰椎病的预防、治疗与保健

腰椎间盘突出症

哪些人易患腰椎间盘突出症

腰椎间盘突出症多发生于以下人群：

（1）从年龄上讲，本病多发于 25～50 岁的人群，它占整个患者人数的 75％以上。虽然这个年龄段是人的青壮年时期，但是椎间盘的退化已经开始了。

（2）从性别上讲，腰椎间盘突出症多见于男性。这是由于男性在社会工作中从事体力劳动的比例大于女性，腰椎负荷也长期大于女性，从而导致诱发腰椎间盘突出症的机会也较多。

（3）从职业上讲，本病为常见病、多发病，广泛地存在于各行各业中，但仍以劳动强度较大的产业多见。此外，长期处于坐位工作的人员也有相当大的患病比例。

（4）从环境上讲，长期工作或居住于潮湿及寒冷环境中的人，比较容易发生腰椎间盘突出症。据统计，长年从事矿井井下作业的人，患本病的比例较高。另外，某些腰椎先天性发育不良的人,如患脊椎侧弯、先天性脊椎裂等疾病的人,同时并发腰椎间盘突出症的机会也较多。此外,如孕期妇女,由于特殊的生理原因,导致体重突然增长,加之肌肉相对乏力及韧带松弛,也容易患上此病。

哪些情况会诱发腰椎间盘突出症的发作

引起腰椎间盘突出症发作的情况主要有以下几种:

(1)外伤。由于腰椎排列呈生理前凸,椎间盘前厚后薄,当腰部出现损伤、跌伤、闪腰等时,椎间盘髓核向后移动,而致椎间盘向后突出。

(2)负荷过度。从事重体力劳动和举重运动常因负荷过度而造成椎间盘早期蜕变。如煤矿工人或建筑工人,需长期弯腰取重物,当腰椎间盘负重超过 100 千帕/平方厘米以上时,即可导致椎间盘纤维环破裂。

(3)不良体位。人在完成各种工作时,需要不断更换各种体位,包括坐、站、卧及难以避免的各种非生理性姿势,而不良姿势常会诱发本病的发生。

(4)长期震动。汽车和拖拉机驾驶员在驾驶过程中,长期处于坐位及颠簸状态时,腰椎间盘承受的压力过大,可导致椎间盘蜕变和突出。同时震动亦影响椎间盘营养,对微血管的影响均可加速椎间盘突出。

(5)脊柱畸形。先天性及继发性脊柱畸形患者,纤维环不同部位所承受的压力不一,并且常存在扭转,容易加速椎间盘的退化。

坐卧起立中怎样预防腰椎间盘突出症的发生

在日常生活中，保持正确的坐、卧、起、立姿势对预防腰椎间盘突出症大有好处。这是因为，正确的日常姿势能减少腰椎间盘的蜕变，降低腰部肌肉、韧带、筋膜等软组织的张力，避免腰椎间盘盘内压力的急剧增高，从而大大降低了腰椎间盘突出症的发病率。一般来说，在日常活动中进行腰部动作时应遵循以下原则：

（1）协调自然。腰部的各种活动都必须在腰部各组拮抗肌群和韧带的协同运动下完成，否则就会引起局部肌肉、韧带的扭伤，并可造成腰椎间盘盘内压力的突然增高、腰椎间盘纤维环破裂而形成腰椎间盘突出症。

（2）以髋代腰。弯腰搬抬重物宜以屈膝屈髋代弯腰，伸膝伸髋代伸腰。

（3）以臂代腰。起床时，以先侧卧，再以上侧手臂用力撑扶床沿完成，这样可避免腰部肌肉的不协调收缩，及由此造成的腰椎间盘盘内压力的突然增高，从而预防腰椎间盘突出症的发生。

体力劳动者预防腰椎间盘突出症要注意哪些问题

体力劳动者腰部肌肉张力较高，腰椎间盘盘内压力较大，髓核蜕变脱水的发生较早，纤维环营养较差，平时体力劳动中常有腰部不协调运动，故容易导致腰椎间盘纤维环破裂而产生腰椎间盘突出症。因此，体力劳动者应特别注意以下几点：

颈腰椎关节病的治疗与调养

（1）睡前暖腰，确保睡眠质量。极度放松腰部，使腰椎间盘盘内压力在高质量的睡眠中得到充分的释放，使髓核、纤维环得到较好的营养，延缓蜕变的发生，进而防止腰椎间盘突出症。

（2）在工作时，注意养成良好的用腰习惯，减少因腰部不协调运动而产生腰椎间盘突出症的机会。

（3）在饮食上，应保持营养平衡，特别要注意多进食含钙、蛋白质、维生素 B 族、维生素 C、维生素 E 的食物。

脑力劳动者预防腰椎间盘突出症要注意哪些事项

脑力工作者平时运动较少，腰部肌肉韧带的力量和保护协调性较差，所以，在日常生活和工作中应注意以下几点：

（1）不要在伏案久坐后弯腰取物。脑力劳动者的腰部肌肉比较松弛，长时间伏案工作后，腰部肌肉会更为松弛，腰椎间盘纤维环处于缺少保护的状况下，此时突然弯腰取物容易导致腰椎间盘纤维环的破裂而导致腰椎间盘突出症。在临床上，由此而发生腰椎间盘突出症者不在少数。

（2）在睡前、晨起后要将腰部活动开。入睡前活动腰部能增强腰椎间盘髓核的活力，使腰椎间盘髓核在夜间吸收较多的水分和营养，间接增加腰椎间盘纤维环的营养，延缓纤维环的蜕变，减少纤维环破裂的机会，从而预防腰椎间盘突出症的发生。早晨起床后首先将腰部活动开，则有助于增加腰部肌肉、韧带、关节囊及腰椎间盘纤维环之间的协调性。

（3）多做运动，增强体质。平时多做一些运动，可以增强体质，锻炼腰部功能，从而起到预防腰椎间盘突出症的作用。

（4）在饮食上，要加强营养，保证营养均衡，多食含钙、蛋白质及各种维生素的食物。

老年人预防腰椎病日常要注意什么

老年人的腰痛症状大多是由于长期不注意保持正确姿势所造成的。此外，老年人由于运动功能有不同程度的减退，代谢能力也有所降低，不但容易出现腰痛，而且一旦有了腰痛，还不易治愈。从这一方面看，老年人与其是在腰痛症状出现后给予治疗，不如在腰痛症状出现前，采取一系列预防措施，以防患于未然。

老年人离退休后，虽然很少再参加重体力劳动，但一些家务活儿仍是不可避免的。例如，抱孩子，现在的小宝宝营养、发育较好，很胖也很重，老年人稍不注意就有可能发生腰痛。因此，老年人应特别注意劳动姿势。在适度的劳动后，要休息几分钟，并相应活动一下腰部，改变一下腰部的姿势。例如，可以做一下后仰伸直腰的运动，但这种姿势的改变要缓慢地进行，切忌过快、过猛。此外，对于老年人来说，适当参加一些体育锻炼，可加强腰部的活动能力。例如，太极拳、步行、门球等较为适合老年人的运动，不仅对腰部有较好的锻炼作用，而且对全身机体的新陈代谢也有极好的促进作用。还可以有针对性地进行一些腰背锻炼的体操。最为简单而行之有效的锻炼是"伸懒腰"。轻缓的伸懒腰动作，可以较好地伸展腰背肌肉，而且特别适合老年人。

为什么注意保暖是预防腰椎间盘突出症不可或缺的

许多人认为腰椎间盘突出症大多是由于闪腰、姿势不当引起的，而往往忽视受寒对腰部的影响。殊不知，受寒也可以引发腰椎间盘突出症。这是因为，在腰椎间盘蜕变的基础上，任何原因引起椎间盘内压力增加，都有可能导致髓核从破裂纤维环处突出。当腰部受寒时，寒冷的刺激会引起腰部周围的小血管收缩、肌肉痉挛，从而增加腰椎间盘内的压力，并造成蜕变的髓核突出，引发腰椎间盘突出症。

腰椎间盘突出症的非手术疗法有哪些

目前，治疗腰椎间盘突出症的非手术疗法多种多样，常用的方法有以下几种：

（1）卧床休息。是非手术疗法的基础。临床实践证明，大多数具有腰痛腿痛症状，特别是病理类型为突起型的腰椎间盘突出症患者，卧床休息可使疼痛症状明显缓解或逐步消失。

（2）牵引疗法。是腰椎间盘突出症患者常用疗法之一。牵引疗法历史悠久，目前已得到很大的发展。

（3）制动疗法。腰围和支持带的主要功能是制动，可使受损的腰椎间盘获得局部休息，为患者机体恢复创造良好的条件。

（4）推拿疗法。推拿即按摩，是中医学的组成部分。推拿疗法具有方法简便、舒适有效、并发症少等优点，已被作为治疗腰椎间盘突出症的综合疗法之一。

（5）封闭疗法。是一种快速而有效的治疗腰椎间盘突出症方法。由于它安全可靠、操作方便、疗效显著而被广泛应用于治疗腰椎间盘突出症，包括痛点封闭疗法、硬膜外腔封闭疗法、椎间孔神经根封闭等方法。

（6）针灸疗法。这种疗法不需任何设备，且具有易于操作、疗效好等优点。针灸疗法包括体针疗法、耳针疗法、电针疗法、刺血拔罐法、手针疗法等。

（7）中西医结合疗法。即在进行以上疗法的同时，引入西医治疗手段，但腰椎间盘突出症的药物治疗一般仅作为一种以缓解症状为主要目的的辅助性治疗手段。

哪些腰椎间盘突出症患者应首选非手术疗法

非手术疗法适用于所有腰椎间盘突出症患者，即使是需要手术的患者，在术前、术中、术后，它也起着十分重要的作用。在下列情况下，则必须首先考虑非手术疗法：

（1）初次发病，除了患者有明显的马尾神经损害症状（即下肢肌力减弱，甚至瘫痪，相应的感觉障碍及麻木、过敏等感觉异常，小便失禁，排尿障碍等症状），否则不宜手术。

（2）症状较轻，即患者病程虽然可能持续时间较长，但髓核多为突出，而非脱出，容易治愈的患者。

（3）全身或局部情况不适宜进行手术的患者，如年迈、全身状况较差的患者，可考虑非手术疗法，以缓解症状为主。

（4）一时难以明确诊断的患者，可在非手术治疗的同时，边观察边治疗，同时相应采取必要的检查措施，以明确诊断。

（5）有手术或麻醉禁忌证的患者，也可采用非手术疗法。

颈腰椎关节病的治疗与调养

哪些腰椎间盘突出症患者必须采取手术治疗

绝大多数腰椎间盘突出症患者不需手术治疗,即可消除或减缓症状。但在下列情况下,则必须进行手术治疗:

(1)中央型腰椎间盘突出症,此类患者马尾神经压迫症状明显,往往双下肢均有症状,而且有合并膀胱直肠功能障碍,会阴部有麻木感。对于这种病例,应尽快进行手术治疗。

(2)经过长时间严格的非手术治疗后,仍有明显的神经症状,如疼痛、麻木,严重影响生活和工作者。

(3)症状显著,屡次发作,造成长期痛苦,影响工作、学习、生活的青壮年患者。

(4)神经症状迅速恶化,出现肌肉麻痹和垂足者。

(5)有神经根黏连,表现为严重持久麻木和感觉异常者。

哪些腰椎间盘突出症患者绝不可选择手术

腰椎间盘突出症的手术禁忌证主要有以下几种:

(1)腰椎间盘突出症首次发作未经保守治疗者。

(2)腰椎间盘突出症而不影响工作和生活者。

(3)腰椎间盘突出症而无明显神经受损症状者。

(4)腰椎间盘突出症并有广泛腰肌纤维炎和风湿病患者。

(5)老年腰椎间盘突出症并有严重肥大性脊柱炎、心脑血管疾病和严重糖尿病者。

腰椎间盘突出症术后应怎样调养

有些腰椎间盘突出症患者在手术治疗以后，认为突出的腰椎间盘问题已解决，身体已经恢复健康，从此可以一劳永逸了；也有一些腰椎间盘突出症患者在手术治疗后，认为再也不能从事工作和体育运动了。其实这两种观念都是极为错误的。手术完毕后，并不意味着整个治疗的结束，更不意味着从此丧失了工作和体育运动的能力。因为手术只不过是将突出的腰椎间盘摘除了，还需患者进一步用其他康复手段如功能锻炼等来巩固和增强疗效，避免复发。术后康复手段是否恰当，不仅影响疗效，而且在某种程度上能避免腰椎间盘突出症的复发。因此，术后应注意以下几个方面：

（1）手术后须严格卧床休息，最好是硬板床。卧床时间一般视手术范围而定，需1～4周。

（2）注意营养，每日的饮食除保证足够的热量外，蛋白质及维生素的需要应有足够的供应与补充。

（3）术后卧床期间应由医护人员协助每两小时进行轴位翻身1次，不宜自行强力扭转翻身，以保证腰部的筋膜、韧带、肌肉的良好愈合，避免损伤软组织。

（4）在卧床时，应进行仰卧抬脚、空中蹬车活动，以避免神经根黏连；恢复期时，应循序渐进地加强腰背肌功能锻炼，以增强腰椎稳定性，防止复发，并注意纠正不正确的姿势。

（5）在充分卧床休息后，可在适宜的腰围保护下，下地进行轻度活动。但下床时，应先仰卧位戴好腰围后，再向健康一侧或较轻一侧侧卧，同时屈膝关节，由他人扶起坐于床边，待适应后再下地行走。

腰椎间盘突出症患者使用腰围和支持带有何好处

腰围和支持带对腰椎间盘突出症患者主要有以下作用：

（1）限制腰椎的运动，使损伤的腰椎间盘可以局部充分休息，为患者机体恢复创造良好的条件。

（2）在松弛的姿势下，减轻腰椎周围韧带的负担，同时在一定程度上也缓解和改善了椎间隙内的压力，这些对于腰椎间盘突出症患者的恢复是极有帮助的。

（3）可以使腰椎曲线保持较好的状态，对加强疗效十分有益。

（4）对于腰椎间盘突出症患者，腰围及支持带可作为一种劳动防护用具，保护腰部免遭再度损伤。

腰椎间盘突出症患者使用腰围要注意什么

腰椎间盘突出症患者使用腰围应注意以下几点：

（1）腰围佩戴时间要根据病情适当掌握，一般使用时间以 3~6 周较为适宜，最长不超过 3 个月。在睡眠、休息及不痛或轻度疼痛时，要适当摘下腰围一段时间。

（2）腰围的规格要与腰周径及长度相适应，其上缘须达肋下缘，下缘至臀部以下。腰围后侧不宜过分前凸，一般以平坦或略向前凸为宜。

（3）腰围佩戴后仍要注意避免腰部过度的活动，一般以完成正常的日常生活及工作为度。

（4）在使用腰围期间，应在医生指导下，逐渐进行腰背肌锻炼，以防止或减轻腰肌的萎缩。腰背肌锻炼还可防止黏连形成,有助于腰椎间盘突出症的康复。

怎样用中药疗法治疗腰椎间盘突出症

祖国医学认为,结合患者的具体病情,选用适当的中药,也可以有效地治疗腰椎间盘突出症。在选用中药时,需要掌握辨证施治的原则:

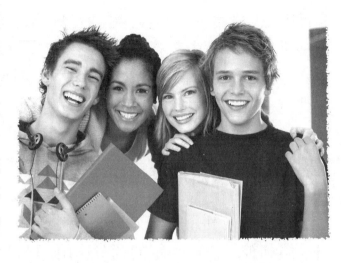

（1）对发病早期及气滞血瘀明显者,重用通经活血、舒筋止痛之药,如当归、丹参、牛膝、枳壳、三七、红花、乳香、没药和川芎等。

（2）对寒湿重者应用健脾利湿药,如干姜、白术、茯苓、甘草等;对风湿重者应用祛风除湿药,如独活、寄生、秦艽、防风、桂枝和细辛等。

（3）对病程较长的患者可选用一些补肾阳或肾阴药,如桑寄生、熟地黄、枸杞子、女贞子、补骨脂和墨旱莲等。

怎样用穴位敷贴法治疗腰椎间盘突出症

穴位敷贴法对治疗腰椎间盘突出症具有一定的效果。方法是将所用鲜药捣烂成膏,或将干药研成细末,以水、酒、醋、蜜、香油或凡士林等调匀，直接敷贴于穴位，透过皮肤，直达经脉。由于经络有内属腑脏、外络肢节、沟通表里、贯串上下的作用，使药气（药效）摄入体内，以达到治疗疾病的目的。

腰椎间盘突出症常用的敷贴穴位有：腰椎夹脊压痛点、臀部痛点、骶髂关节处、环跳、殷门和承山等处。腰椎间盘突出症常用的外敷中药有活血化瘀、温经散寒类和祛风胜湿类中药，如乳香、茴香、麻黄、马钱子、生草乌、生川乌、骨碎补、自然铜、杜仲、桃仁、红花、川芎和当归等。

怎样用磁疗法治疗腰椎间盘突出症

磁疗是指利用磁场效应来治疗疾病的一种方法。磁场对经络和神经具有一定的调节作用，可以缓解肌肉痉挛，降低肌张力，并能改善局部血液循环，促进渗出物吸收，具有消炎、消肿和止痛的功效。磁疗法治疗腰椎间盘突出症，可分为静磁场法和动磁场法两种。静磁场法可通过睡卧磁疗床垫或佩戴磁性腰围来实现。动磁场法则须使用低频交变磁疗机，治疗时将磁头开放面接在腰部，电压 40～60 伏，每次 20～30 分钟，每日 1 次，10～15 次为 1 个疗程。

腰椎间盘突出症急性期为什么最好选择卧床休息

由于腰椎间盘突出症的发生、发展与负重和体重有一定关系，即纤维环磨损、破裂后，负重和体重的压力可使髓核突出。所以，在这种情况下，卧床休息可消除体重对腰椎间盘的压力，并在很大程度上解除肌肉收缩和腰椎周围韧带张力对腰椎间盘所造成的挤压,突出的髓核也可随之脱水、缩小,使损伤的腰椎间盘尽早纤维化,使神经根的压力得以消除。

此外,卧床休息可避免较大的弯腰及负重,从而清除了加重病情的"隐患"。具体的休息方法可根据腰腿痛的轻重、病程的长短而有所不同。一般初次发作、疼痛剧烈者,可用木板床,上铺厚垫,仰卧位休息;疼痛较轻、病程较长的患者,可不必整日卧床休息,每天可短时间下床活动2次或3次,活动时用腰围保护。在卧床休息的同时,可根据病情选择封闭、牵引等其他治疗;下肢症状严重者,可施行骨盆牵引等。

腰椎间盘突出症患者卧床期间要注意什么

腰椎间盘突出症患者由于腰部疼痛,经常需要卧床休息。采用卧床休息的腰椎间盘突出症患者,卧床休息期间应注意以下事项:

(1)对于症状较严重的患者,卧床休息要求完全、持续和充足,床铺最好为硬板床;床的位置要略低一些,最好能使患者刚坐起时,双脚就可着地。

(2)患者仰卧位时,髋、膝关节应保持一定的屈曲位。住院患者的髋、膝关节屈曲可用三节床予以调节,一般患者可利用枕垫等加以调整和保持。

(3)卧床休息期间的大、小便较为麻烦。利用便盆有时可引起和加重患者腰部的不适,一般可鼓励患者下床大、小便。大便时,最好用坐式便盆或有支持物以避免过度下蹲。

(4)卧床休息不是卧而不动,患者在床上适当运动,尤其是进行体操运动,对下床后的恢复极有帮助。最简单易行的是"膝胸"运动,即屈曲双侧膝关节抵于胸部,动作要求轻柔、迅速而有节奏,运动量逐渐增加,不可用力过猛。髓核突出或脱出较重、急性发作期症状较为严重的患者,还可考虑在卧床休息的同时加用牵引治疗。

哪些腰椎间盘突出症患者不可盲目采用推拿疗法

推拿疗法对腰椎间盘突出症的治疗虽然有效,但也有限,如果盲目推拿,不仅不能改善病症,还有可能适得其反。因此,在推拿治疗腰椎间盘突出症时应注意以下几点:

(1)腰椎间盘突出症急性期或急性发作期,神经根严重充血、水肿,推拿后可刺激神经根使症状加重。所以,急性期前3天最好不用推拿治疗。

(2)中央型腰椎间盘突出症较为典型者,应绝对禁止推拿,以免造成严重后果。

(3)对于某些高位腰椎间盘突出症患者,应有明确的定位确证,还要考虑CT片或磁共振检查等资料,在对突出物的大小、部位十分明确的情况下,可用推拿治疗,但须谨慎小心。

(4)腰椎间盘突出症合并脊柱外伤,有脊髓症状者,推拿疗法可加剧脊髓损伤,故应禁用。

(5)腰椎间盘突出症伴有骨折、骨关节结核、骨髓炎、肿瘤、严重的老年性骨质疏松症,推拿疗法可使骨质破坏、感染扩散。

(6)腰椎间盘突出症伴有高血压、心脏病、糖尿病及其他全身性疾病,或有严重皮肤病、传染病,怀疑有结核、肿瘤等情况时,应禁用推拿疗法。

（7）腰椎间盘突出症伴有出血倾向或血液病患者不宜予以推拿治疗，否则可引起局部组织内出血。

（8）妊娠3个月以上的女性腰椎间盘突出症患者应禁用推拿治疗，以防流产。另外，妇女在月经期也不宜采用推拿疗法。

推拿治疗腰椎间盘突出症为什么不可睡在硬板上推拿

腰椎间盘突出症患者在急性发作期，由于髓核水肿、张力较大、肌肉紧张，神经根明显受压，此时强行让患者睡在硬板上推拿可能会增加椎间盘的紧张状态，加重对神经根的刺激而导致神经根水肿等炎症反应。这样治疗不仅难以奏效，反而适得其反，使病情更为复杂化。在缓解期中让患者睡在硬板上实施推拿扳法要特别注意解剖、病理、生物力学等一系列的关系，切不可长期反复、过重或无针对性地进行扳法，那样不仅不能缓解症状，甚至影响愈后效果。

哪些腰椎间盘突出症患者治疗时不可使用牵引

牵引疗法虽然相对安全、有效，但也必须根据患者的具体情况加以应用，否则有可能加重症状。在使用牵引疗法时，应注意以下问题：

（1）对中央型和游离型髓核突出者及巨大髓核突出者不宜采用牵引疗法。

（2）牵引必须根据患者实际情况设置牵引重量及牵引时间，牵引重量不宜过重，牵引时间不宜过长。

（3）牵引后症状加重或疼痛剧烈者应暂停牵引。

（4）全身明显衰弱患者，如心、肺功能较差的腰椎间盘突出患者，或年龄较大、有明显骨质疏松症状的患者，应慎用牵引疗法。

（5）腰椎间盘突出症伴有急性外伤，腰椎有破坏性改变的患者，不宜使用牵引疗法。

腰椎间盘突出症患者按摩为什么应选择正规医院

在报纸、网络、街头广告上经常可以看到这样的广告：某某医师祖传推拿按摩手法，能将突出的腰椎间盘复位。实际上，这种说法是十分不严谨的。腰椎间盘突出症患者当纤维环未破裂时，腰椎间盘以膨出方式突出，将脊柱适当地复位，突出的组织可以退回到椎间隙内。按摩手法可以加强后纵韧带等对突出物的压力，迫使突出物退回到椎间隙，但需有经验的按摩医师操作。一旦纤维环已经破裂，再想通过推拿治疗使已经突出的椎间盘复位是不现实的。在此期间，治疗者的推拿手法如果处理不当，很可能会加重病情。因此，腰椎间盘突出症患者要到正规医院就诊，确诊椎间盘是膨出还是纤维环已经破裂，在有经验的医师的指导下，选择正确的治疗方法。

腰椎间盘突出症患者平时可常做哪些保健运动

腰椎间盘突出症患者生活中常做保健活动，对病情的缓解和控制会大有帮助。常见的日常保健法有以下几种：

（1）悬垂法。利用门框或单杠等物进行悬垂锻炼。每日早晚各 1 次。悬垂锻炼实际上是继续进行的牵引治疗，它不仅使腰部等部位得到放松，而且还增强了局部血液循环和新陈代谢。悬垂时应注意放松腰部及下肢，使重量自然下垂，以达到牵引腰椎的目的。另外，悬垂的上、下动作一定要轻，避免因跳上跳下的动作过重而损伤腰椎，加重病情。

（2）按摩法。以按摩肾俞穴（两侧腰眼）为主，每日 2 次。按摩到出现酸痛并有向下肢扩散的感觉为度。中医认为，肾俞穴是肾脏气血在背腰部聚集的部位，经常按摩既能壮肾又能祛除腰痛。按摩手法简便易行，可长期坚持。

为什么说练习瑜伽可防止腰椎间盘突出症的发生

练习瑜伽可以放松腰部的肌肉，对预防腰椎间盘突出症很有有帮助。下面介绍一些瑜伽的动作：

（1）坐在足跟上，双膝并拢。呼气并屈髋关节，伸展上半身靠在膝上，双臂放在身体两侧，掌心朝上，将前额贴在地面上，保持这个姿势 15～20 秒，然后再抬起。可伸展腰部肌肉。

（2）背朝下平卧，双臂水平伸展，吸气，右足放在左膝上。呼气，将头转向右侧，把右膝朝左侧的地面靠近。保持这个姿势 15～20 秒。重复对侧。

（3）站立位，缓慢向前屈髋关节，头朝下，尽可能屈至最大限度而不要拉伸脊柱或变腿，保持这个姿势 15～20 秒，缓慢呼吸，吸气，然后回到直立位置。需要注意的是，练习瑜伽时应做到循序渐进，以自我能承受为度，切不可急于求成。

颈腰椎关节病的治疗与调养

练气功对腰椎间盘突出症患者有什么好处

气功是中医学中一项历史悠久的健身防病、养心宁性的自我身心锻炼方法，也是一种简便有效、适用性广泛的心理治疗方法。练习气功，对腰椎间盘突出症患者也有一定的治疗和调养作用。气功锻炼，通过身体姿势的调节，身心松静、排除杂念，结合呼吸运动，锻炼气机升降开合，内练"精""气""神"，外练"筋""骨""皮"，培育元气，凝练真气，能提高人的身体素质，发挥人体功能潜力，起到防病、健身、益智、延年的作用。腰椎间盘突出症的患者可选用适当的功法，循序渐进地进行锻炼，可起到充元益肾、调整督脉、气血畅通的作用，对腰椎间盘突出症有康复保健的功效。

腰椎间盘突出症患者怎样进行简易气功疗法

腰椎间盘突出症患者可进行气功疗法，以增加疗效，早日康复。这里介绍一些简易的方法，供患者参考练习。

（1）仰卧式。仰卧于硬板床上，双手重叠，掌心向下，置于上腹部。双下肢伸直，两足跟相距一拳，全身放松。呼吸采用鼻吸口呼式。以第5腰椎棘突点为准，吸气时意念脊柱向上伸引，呼气时意念臀部及双下肢下沉。反复49次。

（2）健侧卧式。继仰卧式向健侧翻身，健侧之手扶头代枕，下肢微屈。患侧之手捂住同侧秩边穴，下肢屈曲，足弓部置于对侧小腿中部，膝部轻贴床面。全身放松，轻闭双唇，以鼻自然呼吸。首先意念在健侧坐骨神经通路（即臀部、大腿后侧、小腿后外侧、足外侧），使健侧坐骨神经部位的通畅舒适感印入脑海,共 19 息。然后将这种通畅舒适感输入患侧坐骨神经通路意念中, 在手掌捂住的秩边穴上还产生一股暖流(如意念中不能产生, 则可用手掌稍加摩擦即可产生)通行于坐骨神经通路,如此共 49 息。

(3)仰卧蹬腿式。接前式,缓慢转身,重新改为仰卧位,双手重叠,枕于头下,双下肢同时屈髋屈膝上收,然后悬空蹬足,最初 7 次为宜,以后瞪次逐渐递增。

腰椎间盘突出症患者平时要注意哪些问题

主要是把医生治疗与日常保养有机结合起来,这样就会收到事半功倍的效果。平时要做到"8 不",即:不久坐、不久站、不弯腰(急性期)、不负重、不劳累、不着凉(尤其是腰部)、不穿高跟鞋和不坐矮板凳。

腰椎间盘突出症患者外出旅行时应注意什么

腰椎间盘突出症复发率较高, 很容易受外界因素的影响。因此,患者因事外出时,应注意以下几点:

(1)长时间坐车或行走时,最好佩戴腰围,加强腰部的保护,同时起到支撑作用,避免腰部再次出现扭伤。

(2)在秋、冬两季,应随天气的变化增加衣服,尤其注意腰背部及下肢的保暖,在冬季最好睡保暖床。

(3)注意避免长时间保持某种姿势,以免腰背肌出现疲劳而加重腰腿痛症状。

(4)除注意适当休息外,还应注意身体的锻炼,利用临时场所，可进行腰背肌的功能锻炼及前屈、后伸、旋转运动，同时双下肢也应进行相应的功能锻炼。

（5）一旦腰部有不适感或不慎再次扭伤腰部时，应及时到当地医院进行诊治。千万不可忽视或强忍痛苦，以免延误病情。

为什么腰椎间盘突出症患者必须选择合适的桌椅

对于腰椎间盘突出患者，理想的桌子应该是脖子稍前倾时，眼和桌面的距离保持 30 厘米左右。绘图桌宜稍微向前倾斜，看桌子上的东西时很方便。

腰椎间盘突出症患者最合适的椅子高度应该取人的脚底到膝关节之问的高度或稍微偏低。椅子坐席的长度应与大腿一样长或比大腿短一拳。没有靠背的椅子也可以，如果有的话最好和肩胛骨的高度差不多。靠背和坐席应该成直角，靠背的曲度应该和脊背弯曲的曲线相吻合。

另外，坐垫的选择对腰椎间盘突出症患者也很重要。坐垫应以稍硬的为好，太软的椅子坐起来很舒服，坐久了就会感到疲劳。因为臀部下沉，造成脊柱弯曲，重心后移，为了使重心安稳，腰椎前弯要加大，这样容易导致腰痛。所以，腰痛患者应尽量避免坐软椅子。

腰椎间盘突出症患者不宜做腰部运动

患有腰椎间盘突出症的患者 90％以上腰部会发生不同程度的活动受限。活动范围受限可能是前屈动作受限，也可能是后伸或两侧侧弯动作受限，还可能是多个方向的动作受限。椎间盘突出症病变所引起的腰部疼痛常因活动而加剧，而腰部的活动受限则起到了保护作用。腰部前屈时会使椎间盘后突增加，于是进一步压迫神经或硬膜囊而增加疼痛，疼痛的刺激又使患者不敢屈腰。同时，前屈时，坐骨神经被拉紧，因而压在突出物上更明显，疼痛也更重。由于脊柱的凸度减少，腰前屈的幅度也自然减少，腰部活动还会增加神经根与突出物的摩擦，增加疼痛。所以说，腰椎间盘突出症患者不宜做腰部运动。

腰椎间盘突出症患者抬举重物时要注意什么

腰椎间盘突出症患者如果猝然抬举重物，很容易把腰闪了，这是由于椎骨及椎间盘的肌肉已变衰弱，承受不住突然而来的用力而造成的。因此，腰椎间盘突出症患者应尽量避免抬举重物，如果必须抬重物则应注意以下两点：

（1）尽可能将身体靠近物体。弯曲髋关节和膝关节呈下蹲姿势，这时如将单侧腿支起，可更轻松地抬起物体。即使不是特别重的东西，抬起时也要尽量蹲下去，这样比较安全。然后牢牢抓紧物体，用力将物体靠近身体，好像用腰和大腿抬起来一样。

（2）重要的是不要只用臂腕抬，而是将物体贴在腹部。重物不要抬过肚脐，搬运时紧贴在肚脐的下面。不可搬着重物转动上身。转变方向时，要换腿迈步改变全身的方向。另外，利用脚凳够取高处物品时，最好双脚前后错开，这样与双脚并排站立相比，腰的负担要小。

为什么洗漱姿势不当也能引发腰椎间盘突出症

调查显示，许多腰椎间盘突出症患者的腰痛竟是清晨起床后，在洗脸或刷牙时突然引起的。为什么洗脸、刷牙也能诱发腰椎间盘突出症呢？

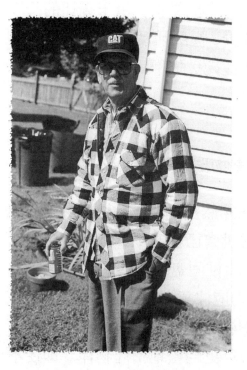

这是因为，人体经过一夜睡眠后，肌肉、韧带、关节囊等软组织变得僵硬而无法灵活运动。此时，如果马上采用半起半坐、弯腰翘臀的姿势进行洗脸、刷牙，就会对腰椎间盘产生较大的压力并使关节囊负荷加大，成为腰椎间盘突出症发作的诱发因素。

为了避免在刷牙、洗脸时诱发腰椎间盘突出症，要在起床后略微活动一下腰部，做做后伸、左右旋转、"伸懒腰"等动作，使腰部不至于从相对静止的状态马上转移到一个增加腰部负荷的动作，但最重要的是要注意洗脸、刷牙时的姿势。正确的姿势应是膝部微屈下蹲，然后再向前弯腰，这样可以在较大程度上降低腰椎间盘所承受的压力，而且能降低腰椎小关节及关节囊、韧带的负荷。此外，洗脸盆位置不要放置得太低，避免由于腰椎过度向前弯曲而加重腰部的负荷。

颈腰椎关节病的治疗与调养

腰椎管狭窄症

什么是腰椎管狭窄症

腰椎管狭窄是脊柱退行性疾病中的常见病，它指的是构成椎管的骨性组织或软组织，由于先天性发育的原因或后天性蜕变的各种因素，造成的椎管、神经根管、椎间孔等任何形式的狭窄，引起马尾神经、神经根受压迫或刺激，出现一系列临床表现的综合征。

怎样通过症状判断是否患腰椎管狭窄症

腰椎管狭窄症早期临床表现为腰痛、腰胀、腰紧束感。随着疾病的发展，腰部的症状减轻甚至消失，并出现下肢麻木、疼痛、无力、发凉、皮肤感觉减退甚至肌肉萎缩。典型的腰椎管狭窄症患者出现间歇性跛行。也就是说，患者直立或行走时，下肢有逐渐加重的疼痛、麻木、沉重、乏力等不同的感觉，以至于不得不改变姿势或停止行走，蹲下或休息片刻后症状可减轻或消失，继续站立或行走，症状再次出现而被迫再次休息。因反复行走与休息，其行走的距离则逐渐缩短。后期则会出现下肢肌肉萎缩、瘫痪、大小便失禁等症状。

腰椎管狭窄症形成的原因是什么

从现代医学的角度来看，腰椎管狭窄的常见病因有以下几类：

（1）先天因素。这种椎管狭窄是由先天性发育异常所致。

（2）退变性病变。主要是由于脊柱发生退行性变所引起。

（3）脊椎滑脱。由于腰椎峡部不连或蜕变而发生脊椎滑脱时，因上下椎管前后移位，使椎管进一步变窄，同时脊椎滑脱，可促进退行性变，更加重椎管狭窄。

（4）外伤因素。脊柱受外伤时，特别是外伤较重引起脊柱骨折或脱位时常引起椎管狭窄。

（5）手术因素。除因为手术操作失误外，多由于脊柱融合术后引起棘间韧带和黄韧带肥厚或植骨部椎板增厚，尤其是后路椎板减压后再于局部进行植骨融合术，其结果使椎管变窄压迫马尾或神经根，引起腰椎管狭窄症。

（6）腰椎部的各种炎症。包括特异性或非特异性炎症，椎管内或管壁上的新生物等均可引起椎管狭窄。各种畸形如老年性驼背、脊柱侧弯、强直性脊柱炎、氟骨症及椎节松动均可引起腰椎管狭窄症。

腰椎管狭窄症为什么容易被误诊

腰椎管狭窄患者伴有的下肢疼痛和腰痛，必须与产生类似疼痛的其他疾病相互鉴别。例如肿瘤、感染以及骨质松变性压缩骨折等。产生类似疼痛的硬膜内因素包括：腰神经丛病、压迫神经的软组织肿瘤和周围神经病。

产生类似疼痛的非神经因素包括：大粗隆滑囊炎、髋与膝关节骨性关节炎。腹股沟或膝关节疼痛可能是髋、膝骨性关节炎的症状，应注意鉴别。周围血管病和腰椎管狭窄疾患可能并存，因此，鉴别起来比较困难。

腰椎管狭窄症患者怎样进行自我按摩

腰椎管狭窄症患者进行自我按摩，可有效地缓解腰、腿部症状，并可配合正规治疗，增强疗效，同时恢复体力，巩固疗效。常用的按摩手法有：

（1）搓法。患者端坐，两腿分立，与肩同宽。双手搓 10 次，待发热后，紧按两侧腰眼处（第 3 腰椎棘突左右各 3～4 寸的凹陷处）。稍停片刻（3～5 次呼吸），两手掌顺着腰椎两旁，上下用力搓动，向上搓到两臂后屈尽处，向下搓到尾骨下的长强穴（尾骨尖与肛门之间）。连续 36 次。

（2）捏法。患者端坐，两腿分立，与肩同宽。双手拇指和食指同时夹住脊柱正中的皮肤，从与脐眼相对的命门穴（第 2 腰椎棘突下）开始往下捏，捏一下，松一下，直至尾椎。如此捏脊 4 次。

（3）摩法。患者端坐，两腿分立，与肩同宽。双手轻握成拳，拳眼向上，以掌指关节突出部分在两侧腰眼处做旋转揉摩。先顺时针方向旋转揉摩，后逆时针方向旋转揉摩各 18 圈。两侧可同时进行，也可先患侧后健侧进行旋转揉摩。

（4）扣法。患者端坐，两腿分立，与肩同宽。两手轻握成拳，拳眼向下，同时用两拳的掌面轻扣骶尾部（以不痛为度）。左右拳各扣 36 次。

（5）抓法。患者端坐，两腿分立，与肩同宽。两手反叉腰，拇指在前，按于腰侧不动，其余 4 指从腰椎两侧处，用指腹向外抓擦皮肤（指甲长者宜剪短，以免抓破皮肤）。两手同时进行，各抓擦 36 次。

治疗腰椎管狭窄症为什么不可盲目选择手术

专家介绍说，某地要求手术治疗腰椎狭窄的 32 名患者中，由于种种原因未能施行手术，仅作观察。4 年后，其中 47% 的患者症状得到改善，38% 病情无变化，只有 16% 病情加重。这说明此病有一定程度的自愈倾向。另外，根据文献回顾性分析发现，有些腰椎管狭窄症患者术后远期效果不尽如人意。这是因为手术本身也是一种创伤，不仅有可能破坏椎体的稳定性，也会造成无菌性炎症，甚至手术刺激本身可使骨质增生更快，而导致症状复发。这就提出了一个问题，即非手术治疗的可行性。多数专家认为，只有当保守治疗无效时，再考虑手术为妥。

治疗腰椎管狭窄症有哪几种常用方法

腰椎管狭窄是导致慢性腰腿痛的病症之一，对本病的治疗主要有保守治疗和手术治疗。常用的治疗方法有以下几种：

（1）手法治疗。手法治疗的目的是活血舒筋、疏散瘀血、松解粘连，使症状得到缓解。常用手法为按揉法、拿法、搓法、擦法以及下肢屈伸的被动运动。

（2）针灸治疗。可取腰阳关、肾俞、大肠俞、气海俞、命门、环跳、风市、委中、昆仑等穴位，每日 1 次，10 次为 1 个疗程。

（3）药物治疗。对神经根的无菌性炎症可采用镇痛消炎药物如双氯芬酸钠（扶他林）、布洛芬（芬必得）等。中药治疗宜温通经络、强壮筋骨，常用药如熟地黄、炮姜、杜仲、牛膝、制狗脊、续断等。气虚血亏者加黄芪、党参、当归、白芍。腰腿冷痛者加鸡血藤、独活、桂枝、淫羊藿等。

（4）封闭治疗。可用硬膜外封闭，能消除肿胀，松解粘连，缓解症状，常用醋酸泼尼龙（强的松龙）12.5 毫克加 1% 普鲁卡因 10 毫升，每周 1 次。

（5）医疗体育。可加强背伸肌、腹肌的肌力锻炼，使腰椎的稳定性增加，从而推迟腰椎关节蜕变演变的速度。打太极拳对本病有较好的作用。

（6）手术治疗。经上述保守治疗无效或效果不明显者，可考虑手术治疗。

腰肌劳损

什么是腰肌劳损

腰肌劳损，又称腰臀肌筋膜炎，或称腰臀肌功能性疼痛，是指腰骶部肌肉、筋膜以及韧带等软组织的慢性损伤，导致局部无菌性炎症，从而引起腰臀部一侧或两侧的弥漫性疼痛。

腰肌劳损主要有哪些症状

腰痛是本病的主要症状，一般病程比较长，症状时重时轻，疼痛由间歇性到持续性，反复迁延不愈。病初仅在劳累或长时间弯腰后出现腰部酸痛的症状，休息后症状消失，以后就变成持续性腰痛，有的可向背颈部、臀部放射，更多的是向臀腿部放射，疼痛沿大腿后外方传向膝外方甚至到小腿和足部，且常伴有不同程度的麻木、剧痛。患者不能久坐，多数病情严重者会出现下肢不完全性或完全性瘫痪。天气的变化如阴冷、潮湿可使症状明显加重，活动过多或过度劳累、久站、久坐、发热性疾病可使症状加重。

检查时可于腰部发现有明显的压痛，这些压痛往往就是病变的部位，而且也可以由此来判断病变的程度和范围大小，压痛部位的肌肉常有明显的紧张和挛缩，有时还可摸到条索状肿物，按压肿物时会有明显的压痛。

哪些因素会造成腰肌劳损

形成腰肌劳损的原因主要有以下几种：

（1）积累性损伤。在日常生活劳动中，腰部肌肉韧带经常受到牵拉，受力大而频繁的组织会出现小的纤维断裂、出血和渗出。断裂组织修复和出血、渗出被吸收后，可遗留瘢痕和组织粘连。这些组织易牵拉、压迫内在神经纤维产生腰痛。这种腰痛休息后减轻，劳累后加重，甚至不能较长时间采取某种姿势。

（2）急性腰扭伤。急性腰扭伤在急性期治疗不彻底，损伤的肌肉、筋膜、韧带修复不良，产生较多的瘢痕和黏连，致使腰部功能减低且易出现疼痛，患者常感觉腰部无力，阴雨天则腰酸背痛，长时间持续不愈。

（3）腰部筋膜无菌性炎症。长期弯腰或坐位工作，使腰背肌长期处于牵拉状态，出现痉挛、缺血、水肿、黏连等，有人称之为无菌性炎症。

（4）其他。先天性脊柱畸形、下肢功能或结构缺陷，可导致腰背组织劳损。体弱、内脏病变也会使腰背部应激能力降低。妊娠晚期腰部负重增加也容易产生劳损。

预防腰肌劳损需注意哪些事项

腰肌劳损治疗起来十分困难，重在加强预防。预防腰肌劳损应注意以下几点：

（1）保持良好姿势，矫正各种畸形。正确的姿势应是抬头平视、收腹、挺胸、维持脊柱正常的生理弧度，避免颈椎和腰椎过分前凸。在儿童和青少年时期，尤其是学龄前儿童保持良好的姿势最为重要。对于姿势不良者应及时纠正。当下肢和骨盆出现畸形或活动障碍时也应及时纠正。

（2）加强体育锻炼。加强体育锻炼，增强身体素质，能使肌肉、韧带、关节囊经常处于健康和发育良好的状态。肌力强、韧带弹性大者，发生劳损的机会就会相应地减少。

（3）注意劳逸结合。慢性病、营养不良、肥胖者，要注意休息，加强治疗，病后初愈、妊娠期、分娩后、月经期应注意休息，避免过劳。急性腰扭伤患者应及时彻底治疗。

家庭主妇预防腰肌劳损要注意哪些问题

家庭主妇在进行家务劳动时，常由于姿势不当、过度劳累等因素导致腰肌劳损。家庭主妇预防腰肌劳损，应从以下几方面入手：

（1）调整姿势。在做家务时，选择适当的用具有助于调

颈腰椎关节病的治疗与调养

整姿势。例如，将洗衣平台调整到腰部上面一点的位置，可避免弯腰的姿势，进而避免背部肌肉过度地伸展；坐在有靠背的椅子上做家务，可以减轻肌肉的负担；在扫地、拖地时使用长柄的扫帚和拖把，可用肘关节的动作来代偿弯腰需要的角度。

（2）适度休息。如果劳动需要较长的时间，就要在疲劳时停下来休息一会儿，或做个简单的伸展操再继续，以免肌肉长期处于紧张的状态，导致腰肌劳损。

（3）合理运动。适度的运动可以训练肌肉的力量及耐力，让肌肉不容易感到酸痛疲劳，也可以使肌肉细胞维持活性，加速受伤组织复原的情形。但是，运动处方必须听从医生的建议，以免造成二度伤害。

为什么说看电视也要当心腰肌劳损

如今，看电视已成为现代家庭生活娱乐的一部分。看电视时，有些人喜欢倚着沙发或靠在床头长时间地欣赏节目，不能及时调整腰部姿势，久而久之就会造成腰肌劳损。尤其是老年人，他们的腰椎往往已有不同程度的退行性变化，故腰痛表现就尤为突出。为了预防和避免上述情况，看电视时要注意以下几点：

（1）电视机放置的高度要适当，即电视机屏幕高度和视线相平行，过高或过低都会造成观看者的脊柱弯曲度改变，使颈椎和腰椎周围肌肉紧张，肌力分布不正常。

（2）要注意时时调整身体的姿势，时间较长时，起身进行一些腰部活动，以及时解除腰部疲劳。

（3）采用一些辅助性措施，如腰部垫枕、脚凳垫着下肢等，以保持腰部的自然位置，使腰部不感到过度紧张。

（4）看电视的时间不要太长，动、静结合，科学地安排家庭生活内容是十分有益的。

腰肌劳损患者生活中应注意哪些事项

为了避免加重症状，腰肌劳损患者在生活中应注意以下几点：

（1）正确的坐姿。坐时保持上半身挺直，腰背维持在平直状态。椅子的选择以坚硬、有靠背、能够支撑腰背者为理想。坐下时，膝关节略高于髋关节，双脚平放在地上；椅子要够宽，以支撑大腿。避免同一坐姿太久，必要时，每1～2小时站起来活动一下。

（2）站立和行走。由坐到站时，须将臀部向前移动，然后站立起来，避免过分向前弯腰站立。站立时要抬头、收下巴、挺胸、收小腹并缩紧臀部。上下台阶和进出门槛时，不可大意跌倒摔伤腰部。在由站立改行走时，应先移动脚，然后才移动身体。

（3）家务劳动。久坐或久站的工作，都须要每隔一段时间（1～2小时）就更换姿势，活动一下，如果勉强工作，只会使肌肉过度疲劳。做家务时，不要过分弯腰，尽量使膝关节略微弯曲，以保证正常腰肢曲度。

（4）搬拿重物。腰肌劳损患者尽量避免搬拿重物，以减少伤害腰背的机会。如果必须搬拿重物，要弯膝蹲下，小腿用力，尽量使物品靠近身体，缓缓站起。取物时，不要越过他物，

颈腰椎关节病的治疗与调养

也不要做勉强而为的动作。

（5）休息和睡眠。睡姿以侧睡、双手交于体前、膝弯、髋弯为佳。平躺时，则需在双膝下放一个枕头，使下肢抬高，下背部呈水平的状态。上下床也要注意：上床时先坐在床沿，屈肘后侧躺，屈肘后将双腿移至床面；下床前先侧卧于床边，屈膝后将双腿移至床沿，运用臀部移动身体，并用双手支撑身体重量而坐起。

怎样通过按摩手法来治疗腰肌劳损

腰肌劳损是腰痛中较常见的一种疼痛，可以通过按摩手法进行治疗。治疗腰肌劳损常用的按摩法有以下几种：

（1）擦腰法。患者取俯卧位，令患者暴露腰部，先将双掌搓热，紧贴腰部皮肤，横向反复摩擦，擦到局部微热即可。

（2）滚腰法。患者取仰卧位，令患者屈膝屈髋，操作者以一手扶其双膝下方，另一手托住其尾部，双手同时用力，令患者逐渐加大屈曲程度。此法操作 3～5 遍。

（3）拨络法。患者取俯卧位，操作者以双手拇指叠放后置于脊柱一侧的肌肉隆起部位，用力下按后，沿着与肌肉走行垂直方向进行横向拨动，自上而下，依次操作，完成一侧肌肉的拨动后，再进行脊柱另一侧的拨动。

（4）按腰背。患者取俯卧位，操作者以一手掌根部沿患者脊柱两侧骶脊肌，由上而下做环绕划圈运动，力量由轻到重，在腰部两侧可反复操作，以患者局部有舒适感为宜，时间 5～10 分钟。

（5）揉痛点。患者取俯卧位，在腰部找到痛点后，操作者以双手拇指指腹放在痛点上，其余四指自然放松扶在腰部，起固定作用，拇指按顺时针、逆时针揉动各2分钟，手法宜轻柔、稳健，有渗透力。

（6）点腰眼。患者取俯卧位，操作者以双手拇指指腹放于腰眼上，逐渐用力下按，当下压至最大限度时，维持30秒，然后缓慢减力，恢复原状，以腰部酸胀为度。

腰肌劳损患者日常怎样进行运动

出现腰腿痛症状后，如果经过充分的休息或治疗，劳损的腰部肌肉及韧带可以得到恢复，症状即可得到一定程度的缓解；反之，如果继续劳损，局部组织的无菌性炎症反应继续加重，肌肉的弹性会越来越差，椎体、椎间盘受到劳损性刺激，容易形成恶性循环。

因此，得了腰腿痛以后，科学的方法应当是劳逸结合，治疗与保健相结合，在急性发作时应及时到医院就医，充分休息甚至是绝对卧床休息，待症状稳定或缓解后，应加强腰背部的锻炼和腰背部的适当活动。

正确的腰背部的锻炼和腰背部的适当活动，可以增强腰部肌肉、韧带、关节囊等组织的力量和弹性，可以调节腰椎和周围软组织的关系，改善腰椎椎间关节的功能，增强腰椎的稳定性。适当舒缓的活动，还有助于改善局部血液循环、解除疲劳、舒筋通脉、活血化瘀，有助于缓解局部的疼痛和组织的粘连；同时还可以防止和减缓腰椎的劳损，有效延缓腰椎蜕变的过程；可以缓解骨刺等各种静态的压迫因素以及腰椎不稳定因素对神经根的不良刺激，防止和减少由于腰椎劳损、

颈腰椎关节病的治疗与调养

蜕变所导致的腰腿痛等症状。

　　但需要注意的是，腰背部的锻炼运动应当舒缓适度，速度不宜过快，持续时间及强度不宜过大，也不能太频繁。应当以锻炼后腰部舒适，不加重原有症状，不出现腰部酸痛不适为度；如腰痛症状急性发病，有剧烈的腰背部疼痛者，应当以休息为主，不要硬性地进行锻炼。

腰肌劳损患者应怎样进行康复锻炼

　　腰肌劳损患者经过治疗后，适当做一些锻炼对身体的康复很有必要。下面介绍几种效果可靠又简便易行的康复锻炼方法：

　　（1）腰部前屈后伸运动。两足分立，与肩同宽，两手叉腰，做好预备姿势。然后做腰部充分前屈和后伸各4次，运动时要尽量使腰部肌肉放松。

　　（2）腰部回旋运动。两足分立，与肩同宽，腰部按顺时针及逆时针方向旋转各1次，然后由慢到快，由大到小，顺、逆交替回旋各8次。

　　（3）"拱桥式"运动。仰卧床上，双腿屈曲，以双足、双肘和后头部为支点（5点支撑）用力将臀部抬高，如拱桥状，随着锻炼的进展，可将双臂放于胸前，仅以双足和头后部为支点进行练习。反复锻炼20～40次。

　　（4）"飞燕式"运动。俯卧床上，双臂放于身体两侧，双腿伸直，然后将头、上肢和下肢用力向上抬起，不要使肘和膝关节屈曲，要始终保持伸直，如飞燕状。反复锻炼20～40次。以上方法于睡前和晨起各做1次。

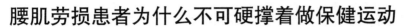

腰肌劳损患者为什么不可硬撑着做保健运动

出现腰腿痛症状后，如果经过充分的休息或治疗，劳损的腰部肌肉及韧带可以得到恢复，症状即可得到一定程度的缓解；此时，适度地进行腰背部的锻炼和活动有助于减轻症状。但须要注意的是，切不可硬撑着做保健运动。这是因为，腰部的不适当锻炼非但起不到保健的目的，而且由于腰椎的过度反复运动，反而会加速腰椎的劳损和蜕变，可能使病愈者旧病复发，或使已有症状的患者加重症状。

正确的方法应当是在腰腿痛的急性发作期间，采用适当的卧床休息、腰围局部制动、口服消炎止痛药物、腰部牵引、理疗等治疗方法为主，在症状明显缓解或消失后，再开始循序渐进地进行腰背肌的锻炼和舒缓适度的腰部活动。对于卧床休息的患者，应当在不加重腰腿痛症状的前提下，在床上加强四肢的活动，以防止或者减缓肢体的废用性萎缩，减少四肢的关节僵硬和韧带粘连。下地后的腰部运动练习，可取站立位，两脚分开，与肩同宽，先缓慢地使腰部尽量前屈、后伸、左右侧屈、左右旋转到接近最大限度，各个方向的活动可反复 5～15 个周期，不宜过多。也可以在坐位工作的间隙，双手扶着腰部，轻轻地向各个方向活动（这种方法还可以适当缓解坐位工作时紧张的思想压力）。

颈腰椎关节病的治疗与调养

急性腰扭伤

急性腰扭伤是怎么回事

急性腰扭伤又称"闪腰"，是由于劳动或运动时，腰部肌肉、筋膜和韧带承受超负荷活动而引起不同程度的纤维断裂，导致一系列的临床症状。

哪些人容易造成腰扭伤

腰扭伤多见于体力劳动者、运动员或偶尔参加体力劳动的人群。导致腰扭伤的原因通常因动作不协调而发生，以男性为多见。患者多有抬重物、弯腰、转身、失足、滑跌等扭伤史，损伤后一般都会立刻感到腰骶部剧烈疼痛，甚至不能活动，但有的人当时疼痛不重，仍可继续工作，次日早晨往往因组织水肿、疼痛加重而不能起床或活动。各种腰部活动、咳嗽、打喷嚏、大喘气，甚至笑都可使疼痛加重。身体往往有一个特定的固定姿势，活动及翻身都很困难。

哪些因素可造成急性腰扭伤

造成急性腰扭伤的原因主要有以下几种：

（1）弯腰提取重物或挑担、举重时，由于身体两侧用力不平衡，致使腰部肌肉、筋膜、韧带、关节的单独损伤，或两种以上的组织同时扭伤。

（2）在外力作用下，脊柱的过屈或过伸运动均可引起腰扭伤；腰部直接受到外力的推动，使腰部筋肉扭伤或撕裂，甚至造成撕脱性骨折。

（3）站立姿势不正确，突然扭转腰部或打哈欠、剧烈咳嗽等，均可引起腰扭伤或岔气。

哪些运动容易导致腰痛

很多人把体育运动当做是一种消遣或休息，时下，为了健康而开始体育运动的人越来越多了。但是，有些运动容易引起腰痛，应引起运动爱好者的注意。

首先应该注意的是打高尔夫球，因为打高尔夫球很容易产生腰痛。主要是因为它是一项单侧肌肉负担过大的体育运动，从而使腹部肌肉力量变弱，与腰部肌肉失去平衡，最终引发腰痛。所以，在打高尔夫球的时候，不要单纯追求得分，而是应该把它当做是一项边呼吸新鲜空气边进行散步的活动。打玩球后，为了防止单侧肌肉疲劳，应做一下使身体向各方面转动的体操，或者进浴池里慢慢进行身体的温热按摩，以消除肌肉紧张，解除疲劳。

除高尔夫球外，网球、棒球、保龄球等也都是使左右肌肉失去平衡的运动。这类运动必须在开始前10天左右就进行一定程度的训练，做好充分的肌肉锻炼。尤其需要注意的是，网球的扣球等瞬间用力的动作，必须经多次练习，习惯以后再上场才比较安全。

引起女性腰痛的常见原因有哪些

严格来说，急性腰扭伤和女性腰痛并无太大的关联。但有的女性一旦发生腰痛，就认为自己是扭伤了腰，从而忽略了是否是其他疾病引起的腰痛，以致延误了病情。引起女性腰痛常见原因主要有以下几种：

（1）腰肌劳损。长期从事站立操作，诸如纺织、理发、售货等工作的妇女，由于持续站立，腰部肌腱、韧带伸展能力减弱，局部可积聚过多的乳酸，抑制了腰肌的正常代谢，可导致腰肌劳损而引起腰痛。经常背重物，腰部负担过重，易发生脊椎侧弯，造成腰肌劳损而出现腰痛。

（2）腰椎病变。多见于老年妇女，随着年龄的增长，腰椎神经的压迫症状也会随之增多。因退行性变引起的假性脊柱滑脱是较常见的一种病变，容易引起腰椎管狭窄，压迫脊髓和神经根，导致腰痛和下肢放射痛。老年人的骨赘形成可引起脊椎僵硬，也可导致持续性腰痛。

（3）骨质疏松症。骨质疏松症是指因单位体积内骨组织低于正常量，致使骨小梁稀疏，从而引起压缩、变形，产生疼痛、功能障碍等症状的一种疾病。骨质疏松症可造成胸椎、腰椎压缩骨折，或骨折后脊柱变形，继发小关节骨关节炎等结构改变，这样就容易导致腰部疼痛。

（4）泌尿系统感染。由于女性的尿道短而直，且尿道外口靠近肛门，常有大肠埃希菌（大肠杆菌）寄生，加之女性生理方面的特点，尿道口污染的机会较多，如果忽视卫生，则容易发生泌尿系统感染。腰痛以急、慢性肾盂肾炎所致者为多，表现为腰部胀痛，严重者沿输尿管放射至会阴部。除泌尿系统感染外,泌尿系统结石、结核等疾患,也会引起腰痛。

（5）生殖器官疾病。女性的生殖器官在一生中要行经400次左右,还负担着怀孕、分娩等使命;有的妇女还经历流产、节育手术等。故生殖器官炎症的发病率较高,如输卵管炎、盆腔炎等。这些炎症容易并发腰痛。子宫后倾、后屈,也是女性腰痛的原因之一;子宫肌瘤、子宫颈癌、卵巢囊肿等严重生殖器官疾患,都会引起压迫性牵连性腰痛。

（6）受凉、创伤。罹患风湿、类风湿关节炎的妇女,多因在月经期、分娩期和产后受风,导致脊椎长骨刺而诱发腰痛。如果腰部曾扭伤过,可能发展为腰椎间盘突出,出现较严重的腰痛,甚至影响脊椎的屈伸和转动。

（7）孕期及产褥期劳累。怀孕期间,随着胎儿逐渐长大,孕妇腰骶及盆腔各关节韧带松弛,同时子宫重量也随着胎龄的增长而增加,致使身体重心前移。为了保持身体平衡,孕妇腰部多向前挺起,如不注意休息,则易引起腰痛。妊娠期间,胎儿发育需要充足的钙、磷等营养物质,如果膳食中摄入量不足,可造成孕妇骨质软化脱钙,也会引起腰痛。产褥期出血过多,或劳动过早、过累以及受凉等,也可造成腰痛。另外,更年期妇女由于自主神经功能紊乱,也可能引起腰痛,特点是晨起严重而活动后减轻。还有月经不调、痛经或情绪危机等因素,也易引起腰痛。

治疗急性腰扭伤可采用哪些疗法

急性腰扭伤的常用疗法有以下几种:

（1）针灸疗法。可选用肾俞、承山、委中、腰阳关、夹脊、阿是穴等穴，在针刺委中穴的同时让患者主动活动腰部，有时可收到显著的疗效，这种方法特别适用于急性椎间小关节扭伤、关节囊部分嵌顿和骶髂关节扭伤的患者，同时还可选用耳针疗法。

（2）痛点封闭疗法。用醋酸泼尼龙（强地松龙）12.5毫克

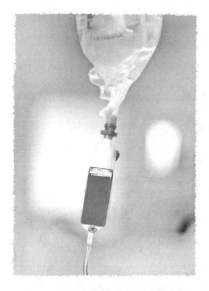

加1%普鲁卡因2毫升痛点注射，对脊上韧带劳损疗效最好。另外，也可用当归、川芎等注射液局部封闭。

（3）按摩疗法。在局部宜采用推、摩、搓等疏通气血、解除痉挛的手法，以避免加重损伤，并可选用委中等穴位进行点穴治疗。恢复期按摩效果较好，可缓解肌肉痉挛，改善血液循环，防止组织粘连。

（4）内服中药疗法。中医学认为，治疗急性腰扭伤当以行气活血、化瘀止痛为主。方用桃红四物汤加香附、元胡、川续断、川牛膝、地鳖虫、乳香、没药、桂枝、泽兰为主方。此外，狗脊、骨碎补、杜仲、桑寄生等补养肝肾之品及三七、木香、蜈蚣、乌梢蛇、全虫、白芷、伸筋草等，也常随症加减。对少数患者有时还须配合牵引等法以帮助消除痉挛，纠正腰椎侧弯或棘突偏斜，纠正小关节紊乱以使气血通畅。

当发生急性腰扭伤时应怎样进行自我救治

在生活中，急性腰扭伤是很常见的伤病。一旦腰部扭伤，

应当稍稍活动一下腰部,用手确定疼痛的部位,如果疼痛仅局限于一侧,可用以下方法处理(以右侧腰扭伤为例):

(1)取坐姿,右腿架于左腿之上,以左手握住右膝关节,用力搬向左侧,身体猛地转向右侧,这时腰部往往会发出一声轻响。在完成上述动作以后,应起身走几步,自如活动腰部,此时症状可基本消除。

(2)站立位,两腿分开略宽于肩,左手叉腰,右手拇指按压痛点,并缓缓地由外向内推按,同时腰徐徐弯向右侧。如此反复3~5次,然后轻轻揉其痛点。

(3)站立位,右手拇指于痛点由下向上推按,同时腰部徐徐后伸,如此一推一伸,反复3~5次,再依次按揉痛点。

(4)面桌而立,双手扶桌沿,身体前倾,腰部微屈,随之将右腿朝外横向抬起,腰左右侧弯,这样持续2分钟左右,再将右腿用力下伸,使损伤的软组织在牵拉作用下得以疏顺。

急性扭伤初期为什么不宜用热敷

在日常生活中,四肢关节扭伤和腰部扭伤是常有的事,发生急性扭伤后,关节部位的肌肉、韧带、关节囊等软组织,会因过度牵扯而撕裂,发生充血肿胀,即使皮肤没有破损,皮下组织、肌肉、韧带内也会有小血管破裂,甚至关节囊内发生出血。在急性扭伤初期,如果在伤处热敷,就会加速血液循环,加重扭伤部位的充血、水肿和血管破裂,因而会起到相反的作用。

发生急性扭伤后,应该立即使扭伤部位停止活动,充分休息。如果扭伤部位有明显瘀血现象,应先使用冷敷疗法。

颈腰椎关节病的治疗与调养

冷敷可使微血管收缩，血流变慢，从而可达到止血、消肿、止痛的效果。

冷敷的简便方法如下：

在塑料袋内装入冰块或冰水敷在扭伤部位，也可将扭伤部位直接浸在水中。如皮肤有破损，应在敷料外面进行间接冷敷。急性扭伤一天后，扭伤部位一般已停止出血。此时可改用温热疗法，即在局部用热毛巾或热水袋进行热敷，或者将扭伤部位置于白炽灯下进行热烘。施行温热疗法时，开始时温度不宜太高，时间不宜太长，以免加重渗出水肿或发生再出血。一般以有舒适的温热感为宜，每次 20～30 分钟，每日 2 次或 3 次。

急性扭伤后为什么不宜立即贴伤湿止痛膏

人们认为伤湿止痛膏具有活血化瘀、消肿止痛的作用，所以在跌打扭伤后立即贴上它，以为这样伤痛会好得快些。殊不知，这只会使局部肿胀、疼痛更厉害。

这是因为，人体组织在受到外界损伤后出现炎症反应，液体大量自血管内渗出到扭伤处，局部慢慢呈现肿胀，继而压迫神经引起疼痛。这种反应在 24 小时内可以达到顶峰。这时贴伤湿止痛膏，由于伤湿痛膏的活血作用会使局部血液循环加速，从而加重局部的肿胀、疼痛。贴伤湿止痛膏的合理时间应在扭伤发生 24 小时后。

正确使用伤湿止痛膏的方法是：在皮肤无破损的情况下，扭伤后用冷敷或冷水冲洗，使血管收缩，可减轻肿胀、疼痛现象，24 小时后再贴伤湿止痛膏。这样既可减少疼痛，也可缩短病程。

治疗急性腰扭伤的外敷法有哪些

治疗急性腰扭伤除了运用针灸、按摩等疗法外，使用外敷方也可使症状得到缓解。治疗急性腰扭伤常用的外敷方有以下几种：

（1）取生姜适量洗净，切碎绞汁备用。将中药大黄研为细末，用生姜汁调匀成膏状，平摊于扭伤处皮肤，外盖敷料纱布后用胶布固定，每隔 24 小时换药 1 次，疗效较佳。

（2）取大葱 50～100 克，洗净捣烂放入锅内炒热，用纱布包扎，让家人熨扭伤处皮肤，有活血化瘀、消肿止痛的功效。但如局部形成血肿时，就应先用冷水湿敷 12～24 小时后，使血肿消退，皮下毛细血管不再出血时，再用大葱热熨治疗，以免出血或渗血肿大。

（3）白萝卜 1 个洗净，切碎捣成膏状外敷扭伤处，用绷带或围巾包扎固定，12 小时后去掉，再以热毛巾热敷，每日 3 次或 4 次，每次 3～5 分钟，有舒筋活血、去瘀止痛、防止局部组织粘连等作用。

（4）老丝瓜 1 条，用火烧煅成炭状后捣为细末，用米酒适量调成膏状，外敷于扭伤部位，用敷料固定，隔天换药 1 次，既消肿又止痛。

（5）生板栗适量去壳，放入嘴里咀嚼烂后敷于扭伤处皮肤，外用布带或纱布包扎固定，有凉血止血、消肿止痛的功效，每日 1 次，连用数日，肿痛均可消除。

（6）酒糟适量，烟叶 4 克，一起捣烂外敷在扭伤患处，用绷带固定，卧床休息 1 日，2~3 日后去掉，有消肿止痛、舒筋活络的功效。

防止腰扭伤日常生活中需注意哪些事项

为了防止腰扭伤，必须注意下列事项：

（1）在剧烈运动前要进行准备活动，尤其是腰部的准备活动更要充分，如前后弯腰、左右转身、上跳下蹲、伸长缩短等，也可用拳头轻轻捶拍，用手掌揉搓按摩，等腰部血液流畅、局部发热后再参加剧烈活动。有慢性腰痛的人，可用重叠五六层的宽腰带缠腰，以增强腰部的支撑力量。

（2）要注意运动时姿势正确，用力适度。每一项体育运动，都有一定的动作要领。要掌握正确的姿势，腰部用力要逐渐加强，动作要协调平衡，不要过猛。

（3）加强腰部肌肉锻炼。加强腰部肌肉的锻炼，能够使脊椎骨的活动度明显增加，韧带的弹性和伸展性增强，肌肉更加发达有力，即使在担负较大力量的情况下，也不容易发生撕裂扭伤现象。

（4）在日常生活中搬抬重物时，要注意正确的姿势，先将两腿分开蹲下来再搬抬，不要弯着腰用力去搬。

怎样用坐姿触足运动来预防腰扭伤

坐姿触足运动的具体做法是：患者坐在地上，双膝伸直，双腿尽量分开，放双手在一侧膝上并慢慢沿小腿滑向踝关节。如果疼痛出现就不要再向前移动手，保持这个无痛位置

10分钟，然后双手慢慢收回。同样方法在另一条腿上重复，每条腿锻炼10次。这项运动不仅可用于治疗急性腰扭伤，还可以作为平时的运动方法来锻炼腰部肌肉和韧带，从而达到预防急性腰扭伤的效果。

怎样消除姿势性腰痛

姿势性腰痛是由于生活中的不良姿势引起的，因此要消除姿势性腰痛，首先就要纠正不良姿势。下面具体介绍纠正姿势的训练方法：

（1）坐位训练。患者坐在有靠背的普通木椅上，双髋、双膝屈曲90°，腰椎和靠背之间尽可能靠紧，不留空隙，以减少腰椎的前屈。达不到这种姿势的患者，可选用靠背前侧有凸起的椅子，以利于训练的进行。

（2）站姿训练。患者腰背部紧贴墙壁直立，以腰椎和墙之间伸不进手为原则，然后逐渐屈髋屈膝下蹲。这是在坐位的基础上进行的第二步训练。只有保持了直立的腰椎曲度，方可在步行、运动和负荷重物的活动中保持良好的功能状态。

（3）步行训练。在坐位和站姿训练的基础上，进行步行时的腰椎姿势训练。方法如下：头上顶一笔记本或其他不易滑下来的物品，在保持腰椎垂直和尽量不使头顶的物品掉下来的前提下迈步前进；两手各提一较轻物品，腰椎保持平直，同时迈步前进。需要注意的是，腰椎的姿势性训练，应是姿势性腰痛患者自我开展的一种经常性治疗措施，要求持之以恒。此外，这种姿势训练也可用于腰椎间盘突出症伴有腰椎生理曲度发生改变的患者。

怎样用"倒走"减缓腰腿痛

"倒走"属反常态疗法，这种疗法不仅能起到一般的健身作用，同时，在特定的情况下，对人体的不同器官或部位还能起到独特的医疗保健作用。

倒走与向前走方向相反，走动时动用的筋骨、肌肉群也不相同。向前走时，人体姿势、骨盆是向前倾的，颈椎、腰椎、腰肌、踝膝关节都处于较紧张状态，时间久了会产生习惯性慢性劳损。而倒走时，人体姿势、骨盆倾斜与向前走时恰巧相反，可使颈部、腰部紧张状态得到相应的松弛和调适，从而有利于劳损部位的康复。

此外，倒走还能加强腰脊肌、踝膝关节周围的肌肉韧带和股四头肌以及颈椎关节等部位的血液循环，起到舒筋活络、强身健骨的作用。如能持之以恒坚持一段时间，就能使颈椎病、腰酸腿疼、肌肉萎缩、关节风湿等病症得到不同程度的缓解，从而起到良好的防治效果。需要注意的是，倒走应选择车少人少的宽阔地；在倒行中，脖子要轻轻左右扭转，步履大小快慢适度，两手自然摆动，全身放松。

选择游泳运动对腰痛有什么好处

游泳运动对预防和治疗腰痛起着很好的作用。这是因为，游泳时要使用全身肌肉，水中的浮力可使加在椎间盘上的压力变小。除此之外，在水中移动身体时受到水的阻抗，动作变得缓慢,关节和肌肉不会受强制的牵拉。水中移动身体需要相当强的肌力,因此每个细小的动作都锻炼肌肉,使肌力加强。游泳姿势的选择,一般认为蝶泳和颈部抬起到水面上的蛙泳会使腰部承受负担较大。经常游泳的人还没关系,不经常游泳的人还是选用其他的姿势为好。

但是,也应注意长时间游泳易使身体变凉,引起腰痛再发,应保持适当的运动量,从水中出来以后立即用干毛巾擦干身上水分,以免使腰部着凉,因为寒冷也是腰椎间盘突出症的诱发因素之一。

膝、踝关节疼痛

引起膝关节疼痛可能有哪些原因

膝关节是人体较大而复杂的屈曲关节。它所受到的应力大,结构稳定而又灵活,在人们日常活动中起着重要的作用。膝关节疼痛时有发生,而这种疼痛往往被忽视或者被人们武断地认为是关节炎等病症。其实,导致膝关节疼痛的原因有很多,主要有以下几种:

(1)膝关节退行性改变,即通常所说的骨质增生。人到中年以后,由于骨质结构、成分发生变化,导致骨的退行性改变,人体为了维持正常的生理结构和功能,骨质保护性地增生,这些增生的骨刺可能朝向四周,刺激肌肉、韧带、血管、神经等而导致损伤和疼痛。

(2)膝关节周围的软组织受伤,包括肌肉韧带的劳损等。膝关节周围具有较多的软组织,这些组织在平常的运动中较容易损伤,出现局部疼痛热、痛和活动受限等。

（3）风湿性关节炎。风湿性关节炎也可导致膝关节疼痛,但多伴有红、肿、热、痛和发热等。

（4）痛风。痛风是由于体内嘌呤代谢失衡,在膝关节周围堆积过多嘌呤代谢产物而出现的红肿疼痛。

预防膝关节骨质增生应注意哪些事项

预防膝关节骨质增生,应注意以下几点:

（1）避免膝关节过度活动及劳损,特别是双下肢剧烈运动者,如舞蹈演员、运动员、搬运工等,更要注意劳逸结合,防止因过度用力造成组织损伤,否则,随着年龄的增长,很容易出现骨质增生现象。

（2）膝关节出现骨折时,要及时去医院诊治,尽可能使骨折端达到解剖复位的要求。如果复位不满意,应及时采取手术治疗。

（3）对于体态肥胖者,要适当控制饮食,注意调整饮食结构,减少热量的摄入,将体重控制在适当的范围内,以减轻关节的压力和磨损程度。

（4）老年人可以适当补充钙质、维生素 D 等与骨关节代谢密切相关的营养素,同时进行适度的体育锻炼,以减缓骨组织的衰老和退行性改变进程。

老年人保护膝关节应注意哪些问题

俗话说,人老腿先老。膝关节位于大腿和小腿之间,更是人体最易老化的敏感地带。因此，保护膝关节在老年人保健中占有举足轻重的地位。

膝关节不像其他关节那样，有丰富的肌肉和脂肪组织的保护，而是一个"皮包骨"的部位，局部热量往往是供不应求。加之此关节面的软骨组织多，而软骨组织血管稀疏，血液循环差，如膝关节长时间受凉或寒冷的刺激，就可能因为局部的血管痉挛收缩，使血液供应更加减少，从而削弱软骨的新陈代谢和免疫防御能力，使关节软骨面发生缺血，甚至坏死，引起无菌性炎症，并且导致膝关节滑膜炎的发生。一旦罹患关节滑膜炎，治疗往往只能暂时缓解，很难彻底痊愈。所以中老年人应该根据气温的变化，随时对膝关节采取相应的保暖措施。

此外，膝关节最怕潮湿，中老年人不要睡卧潮湿的地方，热天大量出汗时不要马上用冷水冲洗膝关节，以防局部血管收缩，影响膝关节的血液循环。另外，中老年人坚持进行适当的下蹲、起立的交替活动，以防止膝关节过早僵硬强直。平时经常参加强度较大的体育活动的人，进入中老年后应逐渐减少运动量。一旦进行体育锻炼前，应先活动膝关节1~2分钟，使关节得到松弛，以防运动时膝关节的损伤。

女性保护膝关节应注意什么

调查显示，近年来，女性患上膝关节疼痛的比率呈上升趋势。许多女性喜欢在寒冷的天气里或者夏天在空调开得很凉的房间里穿超短裙，结果造成膝关节的血液循环不畅，为各种膝关节疾病埋下祸根。而有的女性喜欢一年四季穿着高跟鞋，足底总处于前倾状态，膝关节一天到晚处于强伸状态，加快了韧带老化。韧带对固定膝关节起着非常关键的保护作用，提早老化等于让膝关节提前"退休"。有的女性在高档写字楼里办公，到了中午吃饭的时候，也不换下高跟鞋，就飞快地跑下楼梯，到底层餐厅吃午饭，在跑下楼梯的时候，也加重了对膝关节的磨损。因为上楼对膝关节的磨损要远远低于下楼。下楼时，不但全身的重量都要压在两个膝关节上，再加上振动，就会使膝关节承受加倍的磨损。因此，女性加强对膝关节的保护很有必要。

专家建议，要保持膝关节健康，维持它的稳定性和功能性很重要。大腿前面的股四头肌和大腿后面的后群肌这两组大肌肉群起到非常关键的作用。因此，锻炼这两组大肌肉群就可以减少髌骨异常错位，提高膝关节的稳定性。

其次，还要保持膝关节的功能性。膝关节的功能性受小腿肌和足底肌等两组小肌肉群控制，这两组位于膝关节处的小肌肉群在跑跳时起缓冲的作用，减缓振动则意味着减少损伤。运动前的准备活动是保护膝关节最好的方法之一。伸伸腿、弯弯腰，做个简单的绕环，可以给发僵的关节加"润滑油"，使得维持膝关节稳定性和功能性的肌肉群的灵活度、伸展性和弹性增加，黏滞性降低。有的女性在膝关节损伤以后，就完全放弃了体育运动，其实是得不偿失的。

运动医学专家研究发现，从长远的效果看，锻炼与不锻炼还是有区别的。不锻炼的人肌肉萎缩的速度及关节退化的速度更快，锻炼则能有效减缓萎缩和退化速度。虽然膝关节损伤以后，再进行锻炼会出现疼痛或者加重疼痛，但是还要坚持。锻炼强度可自行掌握，以锻炼后症状没有加重为宜。

驾车族避免膝关节疼痛应注意哪些事项

经常长时间驾车者，容易出现膝关节疼痛，这已经引起人们的高度重视。针对这一状况，下面介绍一些保健措施。

（1）股四头肌的静力收缩。即"大腿绷劲"。采取坐位或仰卧位，首先将腿伸直，以"抽动"方式进行股四头肌的收缩运动，每次锻炼5分钟，每日2次或3次。然后将腿绷直抬起，抬起后坚持数秒钟后放下，一起一落，一次可由5分钟逐渐增加到10分钟。左右两腿轮换进行。

（2）股四头肌的负重锻炼。即在直腿抬高锻炼的基础上，用1个0.5～1公斤重的沙袋捆在踝部进行负重直腿抬高锻炼，先左腿后右腿，每次锻炼3～5分钟。

（3）膝关节屈伸运动。采取仰卧位，两腿膝关节同时进行一屈一伸的运动，以提高肌肉和韧带的弹性和韧性以及关节的灵活性，并消除膝部无菌性炎症，避免膝关节周围软组织粘连。每日坚持2次或3次，每次3～5分钟。

（4）步行或慢跑。步行和跑步可增强下肢肌力和韧带的韧性，以及膝关节的灵活性与稳定性。步行时每分钟30～40步，逐步提高到每分钟60～70步，一次行程2000～3000米，每日1次或2次。若慢跑，速度不宜快，以一边跑还能一边与他人交谈为度，每次跑5～10分钟，1日1～2次。

（5）体操和打拳。动作柔和，能活动关节，锻炼筋骨。适于不能长距离步行或慢跑者。每天早晚各练1次，每次10～20分钟。运动中可根据个人情况适当放低身体重心，增大膝关节运动幅度。

（6）自我按摩。取坐位，对股四头肌、股二头肌和小腿二头肌等进行揉捏拍打, 捋顺点散, 对髌骨进行按摩松动, 以促进膝部血液循环, 改善局部营养, 松解筋腱粘连, 达到"筋动骨活"的目的。还要注意进行膝部保暖及减肥。肥胖会使膝关节负荷过重, 使膝关节疼痛加重。因此, 身体过胖的驾驶员还应注意减肥, 保持正常体重, 这有利于膝关节的保养。

膝关节疼痛有哪些常用疗法

治疗膝关节疼痛的常用疗法有以下几种:

(1)药物治疗。服用镇痛药如阿司匹林, 1~2 片有效; 服用钙制剂如碳酸钙 D3 片(钙尔奇), 每片含钙 600 毫克, 每日 1~2 片; 服用性激素, 雌激素可预防绝经后骨质疏松, 如常用雌二醇, 每日 50~100 毫克口服, 连用 21 天。

(2)食疗、体疗。加强体育锻炼, 食用含钙丰富的绿色蔬菜、豆制品、牛奶及虾类、扇贝类等海产品, 有预防妇女闭经前、后骨质疏松的作用。

(3)神经阻滞疗法。包括关节腔内注射、关节腔冲洗法和局部痛点注射局部麻药、维生素类药和糖皮质激质类药物, 止痛效果显著。

(4)中药疗法。中药外敷、熏洗对局部疼痛有效。

(5)手术疗法。手术进行膝关节置换。

膝关节骨质增生手术后怎样预防关节僵直

许多膝关节严重骨质增生的患者, 须要通过手术方法将增生的骨质去除或做人工膝关节置换手术, 以达到增加关节活动度及缓解疼痛的目的。但是,有的手术后关节又出现僵直,活动角度减小,这说明膝关节手术后发生了粘连。

预防膝关节粘连的关键是手术后关节必须运动。有的人因手术后切口部位有疼痛感,不敢进行关节的屈伸活动;也有的人担心过早的活动会影响切口的愈合;还有的人怕早期运动造成切口感染等。其实,这些担心是没有必要的。

预防膝关节手术后僵直的正确做法是:手术后在麻醉药物效力尚未完全消失时,就开始进行膝关节的屈伸活动。这样,当麻醉药效逐渐消退时,膝关节已经能够适应运动的状态,疼痛程度也就明显减轻。因为手术后关节处于不断的活动之中,所以不会发生由于关节粘连引起的关节僵直。此外,持续的关节活动对关节软骨有一定的刺激作用,有利于关节软骨的形成,从而对防止关节僵直也有益处。

目前人们设计出多种关节运动装置,使膝关节活动更为方便。现在被广泛使用的膝关节运动装置称之为"控制下的被动运动系统"(简称CPM),它的基本原理是将患肢固定于托架上,托架在电动装置的驱动下,以缓慢的速度运动,使膝关节随托架的运动而被动运动。人们可以调节膝关节起始活动的角度及活动速度等,循序渐进地运动膝关节。使用CPM时,膝关节活动的角度由小到大,每天酌情增加10°,活动速度也不宜太快。每活动1小时,休息10分钟左右,连续活动2~3周。

总之,在使用关节活动装置来辅助膝关节活动时,要尽可能缩短停机时间,使膝关节多活动,少休息。这样可使膝关节发生粘连及僵直的可能性减小。

颈腰椎关节病的治疗与调养

膝关节疼痛患者应怎样活动

膝关节是人体最大的一个关节,因负担重、活动多,比起其他关节更容易老化。人到老年,膝关节已有明显的蜕变,初期表现为软骨表面干燥,弹性降低。以后逐渐加重,软骨磨损、变薄,并破碎成裂隙,渐渐破坏到所有膝关节层面。同时,膝关节边缘骨质增生、肥大,因此这种病又称为骨性关节炎。破碎的软骨碎片容易脱落,刺激关节滑膜造成充血、水肿,导致继发性滑膜炎,并引起周围肌肉收缩、痉挛,引起多种症状。

如果老年人总是坐着不活动,膝关节营养供应不足,新陈代谢受到阻碍,废物排不出去,关节液积聚在关节腔内,关节就会肿胀。神经末梢受到了肿胀的刺激,就会引起疼痛。出现关节疼痛时,应适当活动关节,以促进关节软骨吸收营养,但绝不能忍着关节疼痛进行大运动量锻炼,这样会加重病情。最适当的方法是坐在床边屈伸关节。只要按照医生的要求服用一些药物,注意休息,进行适当的活动,膝关节疼痛便会渐渐消失。

防止关节和肌肉疼痛为什么一定不能吸烟

专家研究表明,吸烟除了引起呼吸道疾病外,还能引起颈部、背部、膝关节及其他关节的疼痛。一项对 13 000 余名英国人的调查结果显示:与非吸烟者相比,吸烟者由于骨骼肌肉疼痛而感到不适和运动障碍的可能性更大。至于为什么吸烟会加重疼痛,研究人员给出了多种可能的解释。

首先,尼古丁是一种很强的刺激物,会影响大脑对刺激的感觉过程和疼痛的中枢感觉，从而改变患者对疼痛的感觉。其次，吸烟会减少肌肉组织中的血液供应，增加血栓形成的机会，或者减少肌肉和关节组织中营养物质的转运，从而导致骨骼肌肉组织的广泛损伤。另一方面，吸烟者在心理上的疼痛阈值较低。研究人员指出，以前的一些研究已经显示，吸烟者对疼痛刺激的反应要比非吸烟者更快。

总之，与从不吸烟的人相比，即使是已经戒烟的人仍然更容易感到不适，这促使研究人员认为吸烟对疼痛的影响可以持续很多年，因为组织损伤或疼痛阈的改变会持续很多年。

可减轻膝关节疼痛的保健操怎样做

膝关节是人体各种活动中负荷较大的关节之一，所以它受损伤的机会也较多。如果平素能够做一些膝部的保健运动，使其气血流畅、筋脉疏通，便可以达到健身强膝、防病治病的目的。下面介绍一套简单易行的膝部保健操：

（1）揉膝运动。取坐位，小腿屈伸均可，将两手搓热，分别放在两膝关节处，用手按揉左、右各30次，以膝部感觉微热为佳。然后用两手的大拇指或食指按揉阳陵泉（位于小腿腓骨小头前下方约1寸处），左、右各按揉10～15次。

（2）抱膝贴胸。直立位或仰卧位，全身放松。抬起右腿，屈膝，然后双手抱膝，用力使膝关节最大限度地贴近胸部，稍停，松开双手，右腿恢复成原来状态。接着再抬左腿，动作与右腿相同，各做10～15次。

（3）扭膝旋转。两腿并拢，屈膝半蹲，两手扶膝，轻轻转动膝部,可以先从左至右转动,再从右至左转动,各自转动或交替转动 10～15 次。注意动作要轻而缓慢,不可过快、过猛。

(4)屈膝下蹲。两腿开立,与肩同宽,双手扶膝,缓缓下蹲。下蹲时,臀部要尽量贴紧小腿,稍停片刻,再缓缓起立,如此做 5～10 次,可以锻炼腿部肌肉,增加腿部力量。

(5)踏车运动。仰卧床上,两臂向上伸半圈,如握车把状,再将两腿上抬至一定高度,轮流屈伸,模仿踏自行车的运动姿势,连做 30 秒后,稍停片刻,再继续操作,可做 3～5 次。注意动作要轻快,不要使猛力,屈伸的幅度可由小到大,量力而行。

重度膝关节病患者须怎样进行功能的训练

需加强功能训练的重型膝关节病患者主要是指治疗失败,肢体失去正常功能者。让这部分患者起码要做到个人生活自理,适当做些家务劳动,不仅对个人精神状态,而且对家庭、社会都有利。

首先这部分患者要进行肌力训练。适当的体疗可以防止肌肉萎缩、关节僵直和畸形发生,并可使全身各组织肌群得到训练,从而尽快恢复相应肌力。必要时可采用一些器具和简易工具进行。体疗要从轻量级开始,循序渐进,并要根据患者具体情况进行,最好在体疗医师指导下进行。

其次,要选择一些简单的支撑工具,如手杖、拐杖、护膝、护踝、下肢功能架等来支撑肢体重量,保持机体平衡,维持关节位置,必要时可使用轮椅。需要注意的是,家务劳动应在家人协助下,从简单开始,如整理桌子、收发往来书信等力所能及的工作。这样不仅有利于功能重建,而且有利于增加生活兴趣和改善精神状态。

哪些人容易造成踝关节扭伤

踝关节扭伤是临床上很常见的损伤,发病率约占全身关节扭伤的80%,任何年龄都可以发生,但以从事活动量大的体力劳动者为常见。

为什么说不可忽视踝关节扭伤

踝关节扭伤多为副韧带损伤,以外侧更为多见。踝关节扭伤,轻者只是关节韧带受到牵拉而引起的一般损伤性反应,也可能引起韧带不完全断裂;重者则可能完全断裂,甚至关节脱位、骨折。一旦发生扭伤,都应在现场正确处理和及时治疗。如未能及时治疗,很可能导致损伤的韧带愈合不良,造成踝关节失稳,从而痛苦终生。

预防踝关节扭伤日常应注意哪些问题

预防踝关节扭伤,要充分做好准备活动,搞好场地设施,培养和提高自我保护能力,提高足踝部的肌肉力量和踝关节的稳定性、协调性。对易伤者,训练和比赛时应戴保护支持带。具体来说,应注意以下几个方面:

（1）在做不同运动时选择相应的鞋子。

（2）在不平的路面活动时,应选用高帮的鞋或靴子。

（3）不要穿已经变形或鞋底不平的鞋子。

（4）鞋头应该够宽够高，使脚趾有足够的活动空间。

（5）不要赤脚在户外走路。

（6）在家中应该注意地板的清洁。

（7）在黑暗中容易发生脚外伤，因此夜晚在室内活动时应开灯。

当发生踝关节扭伤时应怎样现场救助

人们在做各种运动时，有时会造成关节扭伤。扭伤最常见的部位是膝、踝关节，典型的症状是关节部位突然肿胀，剧烈疼痛，局部皮肤颜色变化等。此时，对扭伤者施行现场救护，对稳定伤情、积极治疗和良好的预后十分重要。具体的救护措施如下：

（1）休息。严重踝关节损伤可能会有组织撕破，甚至骨折，可用夹板固定，使扭伤的关节得到完全休息。同时，应松开伤者的鞋带，需要时也可脱鞋。此时不要随便移动伤腿，也不要用扭伤膝或踝的那条腿站着，以免加重损伤。

（2）冷敷。在关节扭伤部位用冰块或冷毛巾敷盖，或将患处浸于冷水内 15～30 分钟，有利于消除疼痛、肿胀和肌肉痉挛。

（3）压迫。在长距离转运时，应在患处加压弹性绷带，它可防止内出血，但包扎时要注意不要包扎得太紧，以免影响被包扎部位肢体的血液循环。

（4）抬高患肢。将患肢抬高，在肢体下垫一个枕头，使患处与心脏处于同一水平相同，它会减少伤处的血液循环，起到控制出血的作用。

用冷浴震颤法来治疗踝扭伤怎样做

将患肢浸入冷水中,水位没过踝关节3～5厘米。约10分钟后,护理人员将双手掌心合于踝关节内外两侧挤压3～5分钟,再施震颤手法(双手模拟震颤样动作)5分钟即可,每日1次。通过冷浴震颤手法,可使局部出血、渗出减少。另外,震颤手法对神经、肌肉有柔和的良性刺激作用,故能消除局部瘀肿,减轻肌肉痉挛性收缩,有镇痛、散瘀、通经络、改善踝部功能的作用。

怎样用外敷来治疗踝关节扭伤

治疗踝关节扭伤除了按摩、冷敷等方法外,也可以使用外敷疗法。下面简单介绍几种既简便又有效的外敷方:

(1)取鲜大葱60克、花椒12克、冰片0.6克,将葱白捣烂如泥状,花椒、冰片研细末,并将3味药调匀。患处用水洗净擦干将以上药敷患处,用纱布包扎固定,每24小时换药1次。一般3～5天症状消失。用此法既经济又有效,且无毒性和不良反应。

(2)取生姜30克、陈面引子35克、生花椒25克。分别将花椒、陈面引子捣碎成粉状,再将生姜捣烂如泥,三者合成膏药状,敷于患处,外盖纱布,胶布固定。每日换药1次。连用3～5天。

(3)以生山栀(研末)、三七粉按2∶1比例配比,用鸡蛋清(也可用食醋)调匀成糊状外敷于患处,外用麝香膏、橡皮膏或绷带包扎固定,通常2日换药1次。

（4）用鲜土牛膝适量,捣烂后加食盐少许拌匀,涂敷患处,绷带固定,每日1次。一般敷药1次或2次即见效。

（5）取松木锯末500克、陈醋500毫升,加清水400毫升煮沸后倒入盆中,将患足置于药盆上,距离约20厘米,再覆盖上宽大毛巾。每次熏蒸15～20分钟,每日1次或2次,5～7次为1疗程。

在自我治疗中发生意外情况时应怎样处理

在实施自我疗法时,一旦有意外情况发生时基本原则就是及时发现、正确处理:

（1）症状加重者。包括自我感觉及他人的观察,注意肌力、疼痛等感觉异常是否加重,步态、姿势及全身状况有无改变。

（2）无明显诱因出现剧痛或疼痛突然加剧者。除因脊神经根受刺激外,大多数是因肿瘤所致,应及时就诊。

（3）突然步态不稳者。这表明可能由脊髓本身或脊髓血管受累所引起,应及早就医,以免延误治疗时机。

（4）突然跌倒者。如无特殊原因步行中突然跌倒,或双膝发软将要跌倒,或须扶墙站立者,表明可能受脊髓椎体束所累,须要进行进一步的检查。

（5）出现无法解释的症状或反应者。在自我疗法实施过程中,如又出现各种新的症状,或是对各种疗法呈现异常反应,如症状加重、出现过敏反应等,应进行进一步检查,以判断诊断是否有误。

怎样用"手法"来治疗踝关节扭伤

踝关节扭伤后,只要早期用手法进行有效处理,一般都能很快治愈。治疗前,须对患者损伤关节进行详细临床检查,必要时须进行 X 线摄片检查等,以排除骨折、韧带断裂等正骨手法禁忌证。

"手法"整复的具体方法:患者坐于治疗床上,医者立于一侧,先轻柔和缓地平揉伤者阳陵泉、足三里、悬钟、昆仑、丘墟、解溪诸穴各 1 分钟左右;接着令患者屈髋屈膝,一助手双手固定患者膝部,医者一手托住足跟,一手握住足跖部,先试着轻微活动踝关节,令患者放松后,医者双手瞬间突然用力牵引踝关节,同时做踝关节背伸、外翻、外旋及跖屈后,把足拉向正常中立位,结束治疗,此时多可听见关节弹响声;然后,要给患者局部冷敷 10 ~ 30 分钟。"手法"治疗后,视面积大小,以生山栀(研末)、三七粉按 2∶1 比例配比,用鸡蛋清(亦可用食醋)调匀成糊状外敷于患处,外用麝香膏、橡皮膏或绷带包扎固定,通常 2 天换药 1 次。

踝关节扭伤后为什么不可胡乱揉搓

发生关节扭伤,不少人往往会在扭伤部位按摩揉搓,试图减轻疼痛。但是不久,疼痛反而加剧,甚至关节明显肿起。这是因为在关节扭伤急性期进行不当按摩揉搓,会导致扭伤部位形成血肿,加剧疼痛。一旦发生关节扭伤后,切忌揉搓,尤其是那些不得要领的揉搓。正确的处理方法是先局部冷敷,以减少扭伤部位充血的程度,减少血肿形成的可能。如果疼痛较剧烈，应及时去医院检查有无骨折或严重的软组织损伤，并在医生指导下治疗。

足踝扭伤后极易再次发生扭伤，因此要预防再次扭伤，应注意以下几点：

（1）可选择高帮及鞋底稍宽的鞋子，尽量不穿厚底鞋。

（2）戴上护踝以稳定足踝活动方向，如果是运动员可在上场前贴上固定胶带。

（3）平常多进行一些伸展运动，尤其是下肢跟腱的伸展运动，以避免因为跟腱太紧而使得脚踝背屈时发生扭伤。

（4）平衡性的运动训练，尤其是对于运动员来说，这部分的锻炼更显重要。

颈腰椎关节病患者的日常饮食调养

主副食、粗细粮、干稀搭配的全面营养可满足人体需要，促进患者的康复和维持正常人体的需要。

饮食原则

颈椎病患者饮食原则

由于自身疾病的特殊性，在日常饮食中应把握以下原则：

（1）合理搭配。饮食要合理搭配，不可单一偏食。食物一般分两大类：一类是主食，主要是提供热量，如米、面，都属于这类食物；另一种食物，可以调节生理功能，称为副食，如豆类、水果和蔬菜等。主、副食中所含的营养是不同的，不可单一偏食。主副食、粗细粮、干稀搭配的全面营养可满足人体需要，促进患者的康复和维持正常人体的需要。

（2）对症进食。由于颈椎病是椎体增生、骨质退化疏松等引起的，所以颈椎病患者应以富含钙、蛋白质、B 族维生素、维生素 C 和维生素 E 的饮食为主。其中钙是骨的主要成分，以牛奶、鱼、猪尾骨、黄豆、黑豆等含量为多。蛋白质也是形成韧带、骨骼、肌肉所不可缺少的营养素。B 族维生素、维生素 E 则可缓解疼痛，解除疲劳。

另外，如颈椎病属湿热阻滞经络者，应多吃些葛根、苦瓜、丝瓜等清热解肌通络的果菜；如属寒湿阻滞经络者，应多吃些狗肉、羊肉等温经散寒的食物；如属血虚气滞者，应多进食公鸡、鲤鱼、黑豆等食物。总之，对症进食，有利于颈椎病患者的康复。

（3）饮食有度。饮食要加以节制，不可以暴饮暴食。人体的阴阳是平衡的，饮食过度或过寒、过热都会使阴阳失调而致脏腑受伤。如久食生冷寒凉食物会伤脾胃之阳气，导致寒湿内生，从而进一步加重颈椎病的症状。

腰椎间盘突出症患者的饮食原则

腰椎间盘具有缓冲压力、保护脊髓的作用。外伤或者随年龄的增大椎间盘发生蜕变等原因可造成椎间盘的纤维环破裂，髓核组织向椎管内突出，腰椎脊神经根受压而产生一系列综合征。

腰椎间盘突出症在手术前要注意适当地补充蛋白质，每日蛋白质的量可达 100～150 克，尽量选择富含优质蛋白质的食物，如鲜奶及奶制品（年龄大的患者最好选用脱脂鲜奶或奶粉）、蛋类、大豆粉、动物的肝肾、瘦肉、鱼、鸡肉等。每日6餐。

手术前一天晚上（如果没有糖尿病）可多吃些无脂的糖果。食谱的安排在原来饮食的基础上注意增加全脂或脱脂奶1份、酸奶1～2份、鸡蛋1个、大豆粉适量或豆腐1份，动物肝或肾适量。

手术后能进食时，首先以蔬菜水果为主，蔬菜放一点盐和油煮熟，吃菜喝汤；多喝新鲜的果汁。注意蛋白质的补充，最好选用牛奶、蛋黄、酸奶等。少喝茶和咖啡。如果术中失血过多,饮食中可适当加一点动物肝脏、血制品及豆腐等。另外,要注意少吃多餐(每日6餐以上)。

在康复期,注意做适当的腰部运动。饮食中注意补充钙、镁、维生素D以及B族维生素等。含钙丰富的食物如奶类、豆类、小虾米、海带等,多吃新鲜的水果蔬菜,适当补充动物肝脏,饮食多样化,少喝可乐类饮料。如果饮食量少,可以适当吃一些营养补充剂。

腰椎间盘突出症在术前、术后及康复期都应多食富含纤维素的食物,如芹菜、木耳、竹笋、苹果、香蕉等,以保持大便通畅。如果大便不畅,晨起可喝淡蜂蜜水或淡盐水。

腰肌劳损患者的饮食原则

(1)控制总热量,避免发胖。用放射性同位素研究人的身体结构表明,身体的净重(除去脂肪的重量)是随老龄化而减少的。在现实生活中,中老年肥胖者却越来越多了。过度肥胖也是引起腰肌劳损的重要诱因之一。因此,从防病防衰老的角度出发,也应控制总热量,避免过胖。

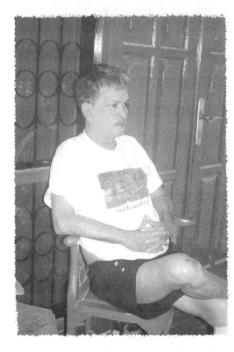

(2)补充维生素和纤维素。维生素C、维生素D、B族维生素和纤维素是人体不可缺少的营养物质,但有些脂溶性维

生素、纤维素却很容易缺乏，应适当吃些牛奶、米糠、麸皮、胡萝卜等加以补充。饮食研究表明，60～90岁的杂食人群中有30％的人患有骨质疏松症，而常年素食的人只有18％患有骨质疏松症。骨质疏松症是腰肌劳损的病理基础，因此食谱中增加素食的比例是非常重要的。

颈腰椎关节病患者的食谱

日常主食

◈ 小米面发糕

用料：小米面 500 克，面粉 700 克，鸡蛋 3 个，白糖 70 克，酵母粉适量。

制法：将鸡蛋打入碗中打散，和酵母粉一起放入盆中加适量温水调匀。取小米面、面粉、白糖放入盆中，加水和成蒸面盖好醒发。当盆中面充分发酵后，摊在放好屉布的蒸笼中抹平用旺火蒸约 20 分钟即熟。

功效：小米性味甘咸，微寒，有滋养肾气、和胃安眠、清虚降热的功效。小米含有大量的碳水化合物，对缓解精神压力、紧张、乏力等有很大的功效。

◈ 鸡蛋西葫芦锅贴

用料：面粉 500 克，西葫芦 500 克，鸡蛋 3 个，虾皮少许，葱末、姜末、精盐、鸡精、香油各适量。

制法：将面粉放入盆中，加温水和成面团，充分醒发后，搓成长条,揪成每50克1个的剂子,擀成薄皮。鸡蛋磕入碗中打散,在炒锅中炒成碎块,放入盆内。虾皮洗净,控干水分,和葱末、姜末、精盐、鸡精一起放入盛鸡蛋的盆中。西葫芦洗净,一切为二,去瓤,用擦板擦成丝,加少许精盐拌匀,挤出水分,放入盛蛋的盆内,加香油搅匀成馅。皮包入馅,捏成饺子形状。平锅置火上,注油烧热,将锅贴儿排入锅内,淋油,加水适量,盖上盖,煎熟即可。

功效:鸡蛋中含有丰富的优质蛋白质,不但含有人体所需的各种氨基酸,而且氨基酸组成模式与人体蛋白质的氨基酸组成模式十分相近。因此,鸡蛋中的蛋白质是天然食物中最理想的优质蛋白质,尤其适合肌肉劳损者食用。工作劳顿导致肌肉疼痛,擦一点蛋清,症状就会有所缓解。

◈ **四喜素蒸饺**

用料:面粉500克,芹菜300克,水粉丝、玉兰片、干豆腐各150克,口蘑、水发木耳、菠菜各50克,精盐、鸡精、酱油、香油、姜末各适量。

制法:将面粉放入盆中,加适量热水和成面团,醒面10分钟,然后搓成长条,揪成剂子。将芹菜洗干净,烫一下,捞出,挤干水,剁碎。水粉丝煮熟,沥干。玉兰片烫一下,切末。干豆腐切末。把切好的芹菜、水粉丝、玉兰片、干豆腐放入盆中,加入酱油、精盐、姜末拌匀,再加香油、鸡精,搅匀,即成饺子馅。菠菜用开水烫一下,和胡萝卜、口蘑、木耳分别切成碎末待用。把剂子放在案板上,擀皮,中间放上馅,在圆皮上下各取一点,并将这四个点合在一起,捏出四个洞。每个洞再分别装入胡萝卜、口蘑、木耳、菠菜。把素四喜饺生坯上屉蒸熟即可。

功效：富含蛋白质、脂肪、碳水化合物、多种维生素和矿物质，性味温和，软嫩适口，适合各类人群食用。

◈ **鸡丝面**

用料：鸡脯肉 100 克，挂面 100 克，高汤 500 毫升，精盐、鸡精、蒜末、香油各适量。

制法：将鸡脯肉洗净放入煮锅里，用文火煨炖约 30 分钟，水沸后加入精盐和鸡精。然后取出鸡肉晾 3～5 分钟，撕成丝状。将面条放入煮锅内煮熟。取一只汤碗，加入适量精盐、鸡精及香油，加入高汤，并挑入煮熟的面条。在汤碗中迅速撒入蒜末和鸡丝，搅拌均匀即可食用。

功效：鸡肉含有丰富的蛋白质，其脂肪多为不饱和脂肪酸，因此可作为老年人良好的高蛋白质食品，尤以体质虚弱、病后食用更为适宜。

◈ **羊肉臊子莜麦面**

用料：莜麦面粉 250 克，羊肉 250 克，葱花、精盐、鸡精、姜丝、胡椒粉、醋各适量。

制法：将面粉放入盆中，加沸水和成面团，揪剂子，搓成长条，轻轻放在屉上，蒸熟取出。将羊肉切成丁，放入碗中，加上葱花、精盐、鸡精、姜丝、胡椒粉，上屉蒸熟即成羊肉臊子。将羊肉臊子与莜麦调好，浇上醋即成。

功效：羊肉味甘性热，有补肾壮阳、暖中驱寒、温补气血、开胃健脾等功效。因此，寒冬时节常吃羊肉可增强血液循环，防止腰膝关节因受寒而诱发病痛。

◈ 五彩汤馄

用料：馄饨皮 10 个，猪瘦肉馅 40 克，鸡汤 350 毫升，虾子、胡萝卜、紫菜、菠菜、香菜末、葱丝各少许，精盐、鸡精、香油各适量。

制法：猪肉馅放入盆内，加少许鸡汤调好，包成馄饨。菠菜洗净切成段。胡萝卜去皮洗净切成丝。锅置火上，加入鸡汤烧沸，然后下入馄饨。汤沸后，先下入胡萝卜丝，再下入菠菜，与此同时，再备好一只大碗，放入精盐、鸡精、香油、虾子、紫菜。待馄饨煮熟后，连汤倒入碗中，撒上香菜末即可。

功效：猪肉有补脾益气、强筋壮骨的功效，适用于脾胃虚弱、消渴赢瘦等症。鸡汤富含蛋白质，具有滋阴补虚、填精补髓的作用。

粥汤羹饮

◈ 黑芝麻糊

用料：黑芝麻 80 克，薏苡仁 20 克，白糖 30 克。

制法：将黑芝麻去除杂质，洗净，炒熟。白米淘洗干净，控干水分，炒熟。将芝麻与薏苡仁一起磨细，加入白糖拌匀，盛于容器中，加水用文火煮，边煮边搅，煮成糊状即可食用。

功效：黑芝麻对身体虚弱、早衰有一定的治疗功效；薏苡仁有促进新陈代谢和减轻胃肠负担的作用，此品可作为病中或病后体弱患者的滋补食品。

◈ **二米红豆粥**

用料：红豆 30 克，小米 100 克，大米 100 克，红糖 80 克。

制法：红豆洗净，浸泡 12 小时，上屉蒸 1 小时。大米、小米分别洗净浸泡半小时。将大米、小米、放入锅内，加武火煮沸，改用文火煮约半小时，加入蒸熟的红豆，稍煮，加入红糖溶化后即可食用。

功效：大米、小米都有滋阴补虚、活血养血的功效，红豆则有润肠通便、解酒解毒、消胀除肿的功效。两者同食，效果更佳。

◈ **桂圆莲子粥**

用料：大米 100 克，桂圆肉 30 克，莲子 30 克，红枣 10 枚，红糖适量。

制法：将大米淘洗干净，莲子去心，红枣去核。将大米、桂圆肉、莲子、红枣同煮成粥。食用时加入红糖即可。

功效：桂圆不仅有滋补作用，对病后需要调养及体质虚弱的人有辅助疗效，还是不可多得的抗衰老食品。莲子味甘、涩，性平，有养心、益肾、补脾的功效，适用于肾虚引起的腰膝酸软等症。

◈ **桑椹山楂粥**

用料：山楂 30 克，桑椹 15 克，大米 30 克。

制法：将山楂、桑椹、大米洗净，放入锅中，加清水适量，文火煮成粥，调味即可。随意食用。

功效：山楂具有活血化瘀的功效，对跌打损伤有一定的疗效。桑椹对溶血性反应有增强作用，可防止人体动脉硬化、

颈腰椎关节病的治疗与调养

骨骼关节硬化,促进人体的新陈代谢。

◈ 玉米面粥

用料:玉米面 100 克。

制法:玉米面放入碗内,加适量水,搅拌成均匀的玉米面浆。煮锅内注水置火上,用武火烧沸,将玉米面浆一边缓缓倒入,一边用勺推动(防止粘锅或结成疙瘩),用中火继续搅动熬制,煮约 10 分钟,见玉米面浆变为稠糊状时,即成。

功效:玉米内的玉米油、亚油酸、卵磷脂、维生素 A 和维生素 E 等,均易为人体所吸收。长期食用玉米,有增强人的体力和耐力、刺激胃肠蠕动、加速粪便排泄的功效,可以防治便秘、肠炎、肠癌等疾病。另外,玉米面中含有较多的亚油酸、硬脂酸,有较好的降低胆固醇的作用,可防治心脑血管硬化及神经衰弱、肥胖症等。

◈ 牛奶麦片粥

用料:大米 80 克,鲜牛奶 300 克,燕麦片 40 克,冰糖 50 克。

制法:大米洗净,清水浸泡 1 小时。将浸泡后的大米加清水武火煮沸,改用文火煮约 30 分钟。然后倒入鲜牛奶煮沸,加入燕麦片与冰糖,搅匀即可食用。

功效:牛奶和燕麦中都含有较多的钙、磷、铁、锌等矿物质,有预防骨质疏松、预防贫血、促进伤口愈合等功效,而且是补钙佳品,尤其适合中老年人经常饮用。

◈ 鸡汤粥

用料:熟鸡脯肉 100 克,大米 100 克,鸡汤 500 毫升,鸡蛋 1 个,葱头 1 个,精盐、猪油、胡椒粉各适量。

制法:鸡脯肉切成小片。葱头切成细末,用猪油炒香。鸡蛋打入碗中,抽散。将大米、鸡汤、鸡肉、葱头末一同下锅,用武火烧沸后,改用文火熬煮。待米烂汤稠时,淋入鸡蛋成蛋花即成。

功效:鸡肉具有温中益气、补精填髓、益五脏、活血脉、强筋骨、补虚损的功效。鸡汤富含维持神经系统健康、消除烦躁不安的维生素 B_{12},两者搭配食用,具有生肌健肾、消除疲劳的作用。

◈ **虾球粥**

用料:大米 150 克,鲜虾 300 克,香菜、葱花、砂糖、精盐、生油、酱油、生粉各适量。

制法:大米洗净,水烧沸后放入煮锅中熬煮。鲜虾去壳,取出黑肠,然后加适量砂糖、精盐腌 20 分钟,再洗净沥干水,用适量生粉、生油、酱油、精盐拌匀。粥煲好后放入虾肉,再煮沸,调味即成。食用时,撒入香菜和葱花。

功效:虾可治腰痛、腿软、筋骨疼痛、失眠,以及丹毒、痈疽等症。虾对一般人也具有良好的补益作用,久病体虚、气短乏力、不思饮食者,可将其视为滋补食品。

◈ **菠菜猪肝粥**

用料:菠菜 200 克,猪肝 150 克,大米 100 克,生姜 2 片,精盐、生粉、姜丝、料酒、生油各适量。

制法:菠菜洗净,择小段,待用。生姜刨皮、洗净,切丝。大米洗净。猪肝洗净,切片,用生粉、姜丝、料酒、生油腌 10 分钟。将清水适量注入砂煲内,煮沸后,放入大米,改用文火熬煮至成粥,再加入菠菜、猪肝,直至猪肝熟,用精盐调味即可。

功效:猪肝中维生素 A 的含量远远超过奶、蛋、肉、鱼等食品,具有维持机体正常生长和保护组织内膜的作用。

◈ 芋头鲜肉粥

用料:大米 250 克,去皮芋头 300 克,猪肉 150 克,鲜香菇 4 朵,虾米 10 克,精盐、香油、胡椒粉各适量。

制法:芋头、鲜香菇切成小方丁。猪肉切成碎粒。虾米浸软。大米洗净。煮锅内水沸后,放入大米,武火沸滚后改用文火熬煮在炒锅内放少许油,下入芋头、虾米、鲜香菇、猪肉煸炒后,待煮锅内米开花后放入粥中,煮 5 分钟后,再投入调味料即成。

功效:芋头具有益胃宽肠、通便解毒、补肝益肾、调节中气的功效。猪肉则具有补虚损、健脾胃、益筋骨的作用。两者同食,可舒筋活络,消热消肿。

◈ 美味鱼蓉粥

用料:草鱼肉 300 克,腐竹 50 克,水发海米 50 克,红枣 8 枚,陈皮 1 块,葱丝、姜丝各少许,精盐、鸡精、香油各适量。

制法:将草鱼收拾干净,去皮和骨刺,剁成肉蓉。腐竹用沸水泡 20 分钟,用清水洗净,沥干水,切成细粒。海米剁成末,与陈皮、葱、姜、红枣盛入布袋内,扎紧袋口。将米淘洗干净,加适量水烧沸,加入海米、大米、腐竹和调料布袋同煮,至汤汁浓稠后,再加入姜丝、葱丝、鸡精、精盐、香油即成。

功效:草鱼味甘性温,具有平肝、暖胃、祛风、治痹等功效，是温中补虚的养生食品，尤其适于因风寒侵体导致的颈、肩、腰、腿痛患者。

◈ 樱桃羹

用料：樱桃 50 克，藕粉 50 克，冰糖 25 克，果酸 0.5 克。

制法：将樱桃洗净去核，再用水漂洗 2 次。往锅中加入清水、樱桃和冰糖，用文火熬煮 7~8 小时，然后加入果酸、藕粉，开锅即成。

功效：樱桃性温味甘，有补中益气、祛风除湿的功效。适用于瘫痪、四肢麻木、风湿腰腿痛等症。

◈ 蜜汁枣仁

用料：红枣、花生仁各 100 克，蜂蜜 200 克。

制法：将红枣、花生仁加温水泡软，放入锅中，加入适量的清水和蜂蜜，用文火煮至黏稠即成。

功效：大枣有补中益气、养血安神、保护肝脏的功效，适用于脾胃虚弱、气血不足、腰腿无力、心悸怔忡等症。大枣中还富含钙和铁，对预防骨质疏松症和贫血有重要的作用。

◈ 三色美味羹

用料：山药 100 克，荸荠 50 克，樱桃、番茄 50 克，鲜虾仁 50 克，葱花、姜末、料酒、精盐、鸡精、藕粉、植物油各适量。

制法：将山药洗净切成寸段，荸荠去皮从中间切成两半，樱桃、番茄洗净切成两半。炒锅上火，放入植物油。油热后，放入虾仁煸炒，待变红色后放入葱、姜末，烹入料酒，加入少许精盐，炒匀盛小碗中。锅加清水，放入番茄，待开锅后，加盐,放入荸荠、山药,烂熟后放入炒好的虾仁,再放入藕粉拌匀,加鸡精调味即成。

功效:山药中的黏多糖物质与无机盐类相结合,可以形成骨质,使软骨具有一定的弹性。荸荠性寒味甘,具有清热生津、开胃消食、润燥化痰、清音明目、利尿通便等功效。

◈ 蘑菇煎蛋汤

用料:滑子蘑 25 克,猴头蘑 25 克,榛蘑 25 克,鸡蛋 3 个,精盐、鸡精、胡椒粉、色拉油、香油各适量。

制法:将滑子蘑、猴头蘑、榛蘑择洗干净。锅中倒入色拉油烧热,将鸡蛋放入油中煎熟。汤锅中放入鲜汤,加入精盐、鸡精调好口味,放入鸡蛋、滑子蘑、猴头蘑、榛蘑,烧煮。待装盘时,放胡椒粉,淋入香油即成。

功效:食用菌中的蘑菇是高蛋白、低脂肪、低热量、高纤维素的食品。既适合儿童生长发育期食用,又适合患有高血压、高血脂的中老年人食用,而且它含有一种抑制肿瘤生长的物质,有明显的抗癌作用。更可贵的是,它所含的维生素 D 可促进人体对钙、磷的吸收,对骨骼和牙齿的健康很有帮助。

◈ 银耳鹌鹑蛋

用料:鹌鹑蛋 20 个,银耳 50 克,精盐、鸡精、料酒、香油各适量。

制法:将银耳择去硬根洗净,撕成碎片,放入汤碗中,加水上笼蒸透。鹌鹑蛋煮熟去壳。将银耳及汤汁倒入锅中,烧沸后,撇去浮沫,加入精盐、鸡精、料酒、鹌鹑蛋,稍煮,淋上香油出锅即成。

功效：鹌鹑蛋性平、味甘,具有补血益气、祛风除湿、健肾固精、平肝明目的功效。适用于营养不良、风湿疼痛、神经衰弱、糖尿病等症患者食用。

◈ 鹌鹑蛋香菇汤

用料：鹌鹑蛋 100 克,香菇 100 克,油菜 100 克,精盐、鸡精、料酒各适量。

制法：将鹌鹑蛋煮熟去皮。香菇洗净,切丝。油菜洗净。汤锅放入鲜汤、香菇、油菜、鹌鹑蛋烧沸,加入精盐、鸡精、料酒调好口味,开锅后撇去浮沫装盘即成。

功效：鹌鹑蛋具有补血益气、除风祛湿、强筋健骨的功效。香菇中含有丰富的麦角甾醇,无论是日光或紫外线照射,均可转变为维生素,是理想的防止骨质疏松食物。

◈ 白煨牛肉汤

用料：牛肉 150 克,口蘑 50 克,精盐、鸡精、胡椒粉、花椒面、葱、姜、高汤各适量。

制法：将牛肉切块,放入沸水中略焯。口蘑洗净改刀。葱切段,姜切片。汤锅中加入高汤,放入焯好的牛肉、花椒面、姜片煮 50 分钟。放入口蘑,用慢火煨透。汤好后放入精盐、鸡精、葱、胡椒粉即成。

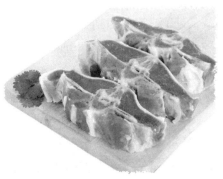

功效：牛肉有补中益气、滋脾养胃、强筋健骨的功效,适用于中气下陷、气短体虚、筋骨酸软、贫血久病及面黄目

眩之人食用。与口蘑同食,还能有效增强人体免疫力。

◈ 白菜猪血汤

用料:白菜 150 克,血豆腐 100 克,五花肉 100 克,猪骨汤 750 毫升,精盐、鸡精、大料、葱、油各适量。

制法:五花肉煮熟切片。血豆腐切块。白菜洗净切条。葱切片。汤锅内放入猪骨汤,下入葱、精盐、鸡精、大料、五花肉煮 3～5 分钟,出锅前放入血豆腐、白菜,汤沸即成。

功效:猪血中含有人体需要的多种微量元素,对营养不良和术后的调养都有益处。猪血中含铁量很高,而且以血红素铁的形式存在,容易被人体吸收利用,具有良好的补血、活血功能。

◈ 萝卜排骨汤

用料:猪排骨 400 克,萝卜 150 克,精盐、鸡精、大葱、生姜、胡椒粉各适量。

制法:将猪排骨洗净,剁成小块,锅置火上,加清水 750 毫升烧沸,放入小排骨,待沸后弃去血污捞出。萝卜去皮切成排骨大小的滚刀块。将萝卜放入汤内同煮,加入适量精盐,熟后放鸡精调匀,盛于碗内,撒上胡椒粉即可。

功效:萝卜性凉、味辛甘,具有消积化滞、化痰清热、下气宽中等功效。排骨则可为人体提供钙质,对预防骨质疏松症有一定的作用。

◈ 滋补羊肉汤

用料:羊肉 400 克,当归 25 克,党参 20 克,黄芪 20 克,精盐、姜各适量。

制法：羊肉冲洗干净后，切成 2.5 厘米见方的小块。将当归、党参、黄芪用冷水冲洗后，装入纱布袋中，制成药袋。生姜洗净，切成厚片。取砂锅 1 只，加 750 毫升清水，下入药袋、羊肉、鲜姜，用中火慢慢煮沸，撇去浮沫，改用文火慢煨约 2 小时，至羊肉熟烂时，加精盐调味即可。

功效：羊肉汤的营养价值非常高，是滋补身体的佳品。配以当归、黄芪和党参，具有补血活血、滋阴补亏、润肠通便、润泽肌肤的功效。

◈ **生姜羊肉锅**

用料：羊肉 300 克，白萝卜、姜片 50 克，蒜苗 30 克，红辣椒 18 克，精盐、料酒各适量。

制法：将羊肉洗净切成块，放入沸水中焯一下，去掉血水后洗净。将白萝卜去皮，洗净后切成滚刀块。蒜苗洗净切成 5 厘米长的段。红辣椒洗净切成片。锅中放入适量的水，把姜片、焯好的羊肉一起放入，煮 20~30 分钟后，加入白萝卜，煮至萝卜熟透，放入红辣椒、蒜苗及调料，煮滚即可食用。

功效：生姜性凉，有温中活血、止痛祛风湿的作用。羊肉可补气血、温肾阳。两者同食可治腰背冷痛、四肢风湿疼痛等症。

◈ **虾干紫菜蛋汤**

用料：干海米 15 克，紫菜 25 克，菠菜 50 克，鸡蛋 2 个，精盐、鸡精、高汤、葱、油、香油各适量。

制法：将鸡蛋打入碗中搅匀。菠菜洗净改刀。海米洗净。

颈腰椎关节病的治疗与调养

葱切碎。汤锅内放入高汤,加入葱、精盐、鸡精、海米、紫菜、菠菜,烧沸后甩入蛋液,淋入香油即成。

功效:海米中含钙量很高,老人常食海米,可预防因缺钙所致的骨质疏松症。紫菜则含有较多的钙、铁,不仅是治疗女性、儿童贫血的优良食物,而且可以促使骨骼生长和修复。

◈ 淡菜萝卜汤

用料:淡菜50克,白萝卜400克,高汤500毫升,精盐、鸡精、葱花、豆油各适量。

制法:淡菜提前一天用沸水泡软,洗净,再换沸水泡上。白萝卜去头、尾,洗净,切成粗条。锅上武火,放豆油烧热,下葱花炸香,倒入萝卜条、淡菜煸片刻,加入足量高汤煮沸,待萝卜条酥烂时,加精盐、鸡精调味即成。

功效:淡菜具有补肝肾、益精血的功效,适用于虚劳羸瘦、眩晕、盗汗、阳痿、腰痛等症。萝卜富含钙质,且不含草酸,是理想的补钙佳品,两者搭配,具有强筋健骨、补益虚损的功效。

◈ 芙蓉海底松

用料:鸡蛋3个,海蜇100克,蒜苗25克,高汤500毫升,精盐、鸡精、香油、料酒、胡椒粉、醋各适量。

制法:将鸡蛋用沸水卧熟,海蜇用温水洗净。汤碗中放入蒜苗、海蜇、卧蛋、胡椒粉、醋、香油。汤锅中加入鲜汤、精盐、鸡精、料酒烧沸,撇去浮沫,调好口味,倒入汤碗中即成。

功效:海蜇具有行瘀化积、通经活络的功效,对风湿性关节炎引起的腰膝疼痛有辅助疗效。

◈ 牛奶木瓜

用料：木瓜 80 克，牛奶 150 毫升，蜂蜜适量。

制法：将木瓜削皮后，从中间纵向剖开，去掉瓤，并切成小块。将木瓜块、牛奶、蜂蜜混合后放入果汁机打匀即成。

功效：木瓜味酸性温，有和胃化湿、舒筋活络的功效，适用于湿痹、腰膝无力、四肢抽搐、腹痛腹泻等症。

调养菜谱

◈ 清蒸鹌鹑

用料：鹌鹑 4 只，精盐、鸡精、料酒、葱段、姜片、胡椒粉、鸡汤各适量。

制法：将鹌鹑宰杀后，去毛、内脏和脚爪，放入沸水中稍烫，以去血污和腥味。将鹌鹑捞出，放入大汤碗中，加鸡汤、精盐、鸡精、料酒、葱段、姜片，上笼用武火蒸约 1 小时，取出去掉葱段、姜片，撒上胡椒粉即成。

功效：鹌鹑肉富含蛋白质、多种维生素和矿物质，以及卵磷脂、激素和多种人体所必需的氨基酸，具有补脏益精、温肾助阳等多种功效。鹌鹑肉还是典型的高蛋白质、低脂肪、低胆固醇食物，尤其适合中老年人、高血压和肥胖症患者食用。

◈ 三宝蒸鸡腿

用料：鸡腿 1 只，栗子、莲子、红枣各 60 克，葱段、姜片、精盐、酱油、料酒、砂糖各适量。

制法：将鸡腿剁成块，加入葱段、姜片及调料拌匀，腌约

30分钟后，捞出葱段、姜片。栗子用热水浸泡20分钟后，除去外壳，加水煮约20分钟，捞出。莲子用热水煮约30分钟，捞出沥干水分。红枣用水洗净。将以上材料放入汤碗，移入蒸锅中，蒸至鸡肉熟烂即成。

功效：鸡肉具有补脾益气、强筋健骨的作用；栗子具有健脾开胃的功效；莲子、大枣皆为滋补佳品。四者同食，有利于人体对其所含各种营养成分的吸收。

◈ 牛奶炖鸡块

用料：嫩仔鸡1只，鲜牛奶500克毫升，姜片、白糖、香油各适量。

制法：将鸡宰杀后，煺毛，去内脏，洗净，除去头、爪、翅和骨，切成块，放入沸水中焯去血污，捞出控干水分，放入碗中。在碗中加入牛奶、姜片，隔水炖约2小时，至鸡肉熟烂，加入白糖、香油即成。

功效：鸡肉具有很好的补益功效；牛奶具有清热解毒、健脾益气、润肠通便的功效。两者同食，可调理五脏、补虚强身。

◈ 花旗参大枣炖鸡

用料：净鸡1只，花旗参50克，大枣5枚，精盐、鸡精各适量。

制法：将净鸡洗净，控干水分，切成块，入沸水中焯透，捞出。大枣泡软，去掉内核。花旗参洗净。取砂锅一只，加入750毫升清水，置火上，用文火加热，放入鸡块、花旗参、大枣。文火煨约2小时，鸡肉熟烂后，加少许精盐、鸡精调好口味即成。

功效：鸡肉具有温中益气、补虚填精、健脾胃、活血脉的功效，如配以补肺气、利脾胃、安心神、止惊悸的花旗参同食，可起到填精补髓、活血通络的作用。

◈ 红蒸扣肉

用料：猪肋条肉 600 克，青菜心 300 克，葱段、姜片各 5 克，酱油 40 毫升，植物油 50 毫升，白糖、料酒、湿淀粉、鸡精、精盐各适量。

制法：

① 将肉洗净，放入沸水锅中，煮至八成熟时，趁热抹上酱油，再投入烧至八成热的油锅中，盖上锅盖，炸至无爆炸声时捞出，用清水浸软。

② 将肉切成长方厚片，皮朝下扣在碗中，加入葱、姜、酱油、精盐、白糖、料酒，入笼蒸约 1 小时至酥取出。

③ 将青菜心切成段，炒熟后撒在盘底，将扣肉控出浓汁，铺在青菜上。将浓汁入锅，撒入鸡精，用湿淀粉勾芡，浇在肉上即成。

功效：猪肉有补脾益气、滋阴润肺、补益肝肾、强筋壮骨的功效，适用于脾胃虚弱、消渴羸瘦、腰腿无力等症。

◈ 红煲狗肉

用料：狗肉 1000 克，蒜薹 200 克，红辣椒丝 100 克，柠檬叶丝 50 克，姜块、蒜泥、豆豉、红腐乳、植物油、熟猪油、精盐、鸡精、红糖、陈皮、料酒、酱油、高汤各适量。

制法：

① 把狗肉洗净，放入带有姜块的清水中煮两次，捞出，控

干水分。蒜薹去掉两端,择洗干净,切成 5 厘米长的段。

② 锅置武火上,加少许油烧热,下入狗肉爆炒,待出香味时出锅。

③ 锅刷净后重置火上,加猪油烧热,下入蒜泥、豆豉、红腐乳和狗肉一起爆炒,放入料酒、红糖、陈皮和姜块,加入适量高汤,盖上盖,待烧沸后转用文火焖至八成熟,加入酱油、鸡精和蒜薹。

④ 食用时可配以红辣椒丝和柠檬叶丝。

功效:狗肉有温补脾胃、暖肾助阳的功效,适用于脾胃虚寒、肾阳不足、腰膝酸软、肢体欠温、阳痿遗精等症。

◈ 清蒸鳝鱼

用料:鳝鱼 1 条(约 400 克),猪肉馅 50 克,葱丝、姜丝、精盐、鸡精、料酒、米醋各适量。

制法:

① 将鳝鱼用热水烫过,以去掉黏液,再用清水洗净后,从头至尾,每隔 3 厘米,横划一刀。取大蒸盘一只,将划好的鳝鱼,做成盘龙状,并用牙签将鳝鱼头支起。

② 肉馅中加调料,调成味馅,抹在鳝鱼各切口处。碗内装葱丝、姜丝、精盐、鸡精、料酒、米醋,加少许清水,调成料汁,均匀地浇在鳝鱼身上。

③ 锅内注水,加屉,将做好的盘龙鳝上屉用武火蒸 20 分钟即成。

功效:鳝鱼有补肝益肾、祛风除湿、温脾止泻的功效,适用于产后虚损、腰腿酸软、寒邪侵体等症。

◉ **高丽绿玉**

用料：丝瓜 500 克，优质绿豆 300 克，鸡蛋清 4 个，植物油 100 毫升，干淀粉 100 克，精盐、白糖、面粉各适量。

制法：

① 绿豆煮烂去皮，加适量的白糖制成绿豆沙。把嫩丝瓜略刮外皮，对剖，挖去瓜瓤，将绿豆沙嵌入，再将两片合拢，切成菱形块，拍一层干淀粉。将鸡蛋清搅打成发泡，加入干淀粉、面粉和少许精盐调成蛋泡糊。

② 锅置火上，注油烧至三成热，把嵌馅丝瓜挂上蛋泡糊，逐一放入炸熟取出，排放在盘内即成。

功效：丝瓜性味甘平，有清暑凉血、解毒通便、祛风化痰、通经活络、行血通脉等功效，适用于风湿或类风湿关节炎引起的腰腿痛。

◉ **凉拌西瓜皮**

用料：西瓜皮 250 克，蒜蓉、精盐、鸡精、白糖、香油各适量。

制法：将西瓜去掉大部分瓤，只在瓜皮上留少许，去掉西瓜表面青绿色的硬皮，切成小块。将西瓜皮和蒜蓉、鸡精、白糖、精盐、香油混合搅拌均匀，装盘即可。

功效：西瓜皮被中医称为"西瓜翠衣"，既是清热解暑、生津止渴的佳品，又是治疗闪腰岔气的良药。

◉ **炒韭菜**

用料：韭菜 500 克，精盐、鸡精、植物油各适量。

制法：拣去韭菜中的老叶及梗，洗净，切成长约 4 厘米的段，待用。将炒锅置于武火加热，倒入植物油烧至八成热时，放入韭菜，随即快速煸炒数下，调入精盐、鸡精，再炒几下即可出锅。

功效：韭菜有补肾益气、宣痹止痛、行血散瘀的功效，适用于阳痿、早泄、遗精、腰膝痛、跌打损伤等症。

◈ **干煸豆角**

用料：豆角 500 克，猪瘦肉 300 克，海米 25 克，榨菜末 20 克，葱末、姜末、精盐、味精、白糖、酱油、豆油、香油、醋各适量。

制法：

① 将豆角择去头和筋，洗净，沥干水分。猪瘦肉切成丝。海米泡软，切成末。

② 锅置火上，注入豆油烧热，放入豆角炸黄，取出把油沥干。

③ 锅留底油，加热，放入葱末、姜末、肉丝、海米末、榨菜末炒匀，倒入炸过的豆角煸出香味，调入精盐、味精、白糖、酱油、香油、醋，继续炒至汁干即可。

功效：豆角富含多种氨基酸，能健脾益胃，增进食欲。中医认为，豆角具有调和腑脏、安心养神、消暑化湿和利水消肿的功效。

◈ **山楂菜心**

用料：白菜心 250 克，山楂糕 250 克，白糖 50 克。

制法：将白菜心洗净，顶刀切成半圆形的细丝；将山楂糕切成细丝备用。将白菜丝放入盘中，然后把山楂丝放在白菜丝上,再加入白糖,食用时拌匀即可。

功效:山楂含钙量很高,常食可保持骨和血中钙的平衡。山楂还有活血化瘀的功效,有助于解除局部瘀血状态,对跌打损伤有辅助疗效。

◈ 八宝菠菜

用料:鲜嫩菠菜600克,火腿25克,香菇30克,冬笋30克,杏仁20克,胡萝卜15克,摊蛋皮1块,海米20克,精盐、鸡精、葱丝、姜丝、白糖、香油、植物油各适量。

制法:

① 将菠菜去根去老叶择洗干净后,和胡萝卜一起放进沸水锅中略焯,然后捞出,用冷水快速冷却,再控干水分,切成5厘米长的细丝备用;把摊蛋皮切成5厘米左右的细丝;把香菇、冬笋、火腿、胡萝卜切成细丝;把海米放进温水里泡软。

② 把锅放在武火上,加油烧热,将葱丝和姜丝爆香,然后放进海米,炒香后再将其捞出。

③ 将菠菜和火腿、香菇、冬笋、杏仁、胡萝卜、摊蛋皮、葱丝、姜丝、海米混合,加入香油、鸡精、精盐和白糖等调料拌匀,然后装盘即成。

功效:菠菜中含有大量的抗氧化剂,具有抗衰老、促进细胞增殖的作用。香菇、冬笋、海米等食料,则能为人体提供充足的钙质,预防因骨质疏松引起的关节疼痛、关节蜕变等。

◈ 蚝油生菜

用料:生菜400克,蚝油20克,植物油30毫升,蒜末、香油、精盐、鸡精、料酒、白糖、胡椒粉、水淀粉、鲜汤各适量。

制法：

① 将生菜择洗干净,控干水分,用手将其掰成小块。

② 锅置武火上,加入 20 毫升植物油烧热,下入生菜、精盐、白糖翻炒至断生,装盘。

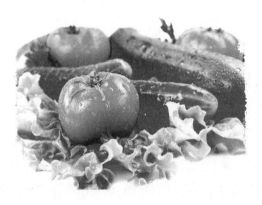

③ 将锅置中火上,加入 10 毫升植物油烧至七成热,下入蒜末、蚝油略炒,加入料酒、胡椒粉、鸡精、鲜汤。待汤沸时,加入水淀粉勾芡,淋入香油,把汁浇在生菜上即可。

功效：生菜中所含纤维素和维生素 C 比白菜还多,能够消除多余脂肪,具有减肥的作用。另外,生菜的茎叶中含有莴苣素,这种成分具有镇痛催眠、降低胆固醇、辅助治疗神经衰弱等功效。

◈ **清炒苦瓜**

用料：苦瓜 500 克,葱、姜、花生油、精盐、鸡精、香油各适量。

制法：将苦瓜洗净后纵向剖成两半,去瓤切片装盘。葱、姜洗净后切丝。锅内注油烧热,加入葱、姜丝爆锅,下入苦瓜片煸炒至断生,加入精盐、鸡精、香油拌匀即可。

功效：苦瓜性凉,味苦,具有清凉降火、除热解毒的作用,还能稳定情绪、消除疲劳,令人心情愉悦,是女性理想的健康食品。苦瓜中还含有蛋白质类成分,可以提高人体免疫功能,增强巨噬细胞的吞噬能力,从而增强人体对癌症的抵抗力。

◉ **海米西葫芦**

用料：西葫芦 500 克，水发海米 20 克，姜末、精盐、鸡精、醋、香油各适量。

制法：将西葫芦去蒂、瓤后洗净，切成薄片，放入沸水中稍烫，捞出控干水分。将海米切成小颗粒放在小碗里，加上精盐、鸡精、醋、姜末、香油调好，倒在西葫芦上拌匀即可。

功效：西葫芦富含水分、胡萝卜素、多种维生素和微量元素，有增强免疫力、强身健体的功效，还是夏季消暑的佳肴，具有清热解毒、消肿散结、利尿通便的作用。

◉ **鱼香茄丝**

用料：圆茄子 450 克，豆瓣辣酱、葱末、姜末、蒜末、植物油、酱油、醋、鸡精、精盐、淀粉、糖各适量。

制法：将茄子去皮、蒂洗净，切成长 5 厘米、宽 0.5 厘米、厚 0.5 厘米的丝。葱、姜、蒜、酱油、醋放入碗中，调成料汁。锅置火上，注油烧热，放入茄丝、豆瓣辣酱，不停地翻炒，待茄丝炒软成熟后，加入调料，浇入料汁，迅速翻炒，使汁挂匀后出锅即成。

功效：茄子性凉，具有清热活血、消肿止痛的功效，还能抑制消化道肿瘤细胞的增殖，特别是对胃癌和直肠癌有防治作用。茄子中含有皂苷，能够降低胆固醇；所含的维生素 E，有防止出血和抗衰老的功能。

◉ **粉蒸萝卜**

用料：萝卜 500 克，大米 100 克，葱花、姜末、香油、豆瓣酱、酱油、精盐、鸡精、花椒面各适量。

制法：将萝卜洗净，切成粗丝，加入精盐拌匀，5分钟后挤干水分。大米用微火炒黄后晾凉，压碎成米粉粒。萝卜丝放在盆中，加入米粉掺和均匀，加入酱油、豆瓣酱、鸡精、姜末拌匀，装盘蒸熟，淋入香油，撒上花椒面和葱花即可。

功效：萝卜里不含草酸，是理想的补钙食品。萝卜中的酶能分解胃肠中的亚硝胺等致癌物质，所含的木质素能提高人体巨噬细胞的活力，其中的膳食纤维能促使肠中有毒物质排出体外，因此常吃萝卜对维护身体健康大有裨益。

◈ 鲜笋菜花

用料：鲜菜花750克，鲜笋50克，熟火腿50克，植物油、清汤、精盐、鸡精、白糖、料酒各适量。

制法：菜花去叶择根，洗净，切成小块。火腿、笋切片。锅置火上，加入清汤，放入火腿片、笋片，烧沸后捞出。锅置火上，注油烧热，倒入菜花、火腿片、笋片，淋入料酒、精盐、精、白糖翻炒至熟，盛入盘中即成。

功效：菜花有防止骨质疏松、胆固醇氧化、血小板凝结成块，润肺止咳，减少多种癌症的发病概率的作用。与火腿搭配食用，具有补脑、利内脏、益气壮骨、抗衰老、提高机体免疫力等功效。

◈ 凉拌平菇丝

用料：平菇350克，精盐、酱油、香油各适量。

制法：将香油、酱油放入小碗中搅拌均匀成料汁。平菇去根洗掉杂质，入沸水锅中略焯后捞出，切成丝，装盘，加入料汁、精盐拌匀即可。

功效：平菇中的硒、多糖体等物质，对肿瘤细胞具有很强的抑制作用。另外，它还富含多种维生素和矿物质，具有改善人体新陈代谢、增强体质、调节自主神经功能等作用，可作为体弱患者的营养食品。

◈ 香炸山药团

用料：山药 500 克，芝麻 30 克，糯米粉 50 克，鸡蛋 2 个，花生油、干淀粉、白糖各适量。

制法：

① 将山药洗净，上笼蒸熟后取出，去皮晾凉。鸡蛋磕入碗中，加干淀粉调成蛋糊。芝麻洗净控干水分。

② 把冷却后的山药用刀碾压成泥，放入碗中加白糖、糯米粉，搅拌均匀后将其捏成蛋黄大小的丸子，裹上蛋糊，滚上芝麻，下到油锅中炸至丸子浮上油面，捞出沥油，装盘即可。

功效：山药是一种营养价值很高的蔬菜，它含有丰富的胆碱、碳水化合物、氨基酸、氧化酶和维生素 C，可以驱寒散热、补中益气，经常食用可以使肌肉强健、耳聪目明，尤其适合年老体弱之人食用。

◈ 牛奶番茄

用料：鲜牛奶 200 毫升，番茄 250 克，鲜鸡蛋 3 枚，淀粉少许，精盐、白糖、花生油、胡椒粉各适量。

制法：淀粉调入牛奶。番茄洗净，切块待用。鸡蛋煎成荷包蛋待用。将鲜牛奶汁煮沸，加入番茄、荷包蛋煮片刻，调入精盐、白糖、花生油、胡椒粉即成。

功效：牛奶含有优质的蛋白质和容易被人体消化吸收的脂肪、维生素 A 和维生素 D，因此被人们称为"完全营养食品"。番茄可促进钙、铁元素的吸收，帮助胃液消化脂肪和蛋白质。两者同食，不仅有利于人体对营养的吸收，而且对预防骨质疏松症有一定的效果。

◈ 平菇炒核桃仁

用料：鲜平菇 300 克，核桃仁 100 克，精盐、料酒、鸡精、鸡汤、葱丝、姜丝、花生油各适量。

制法：将平菇去根后洗净、切片；将核桃仁用沸水泡过后剥去外皮。往锅中加入花生油烧热，下入葱丝、姜丝爆锅，再加入少许鸡汤、平菇片、核桃仁、料酒、精盐、鸡精，煸炒片刻即成。

功效：平菇具有祛风散寒、舒筋活络的作用，可用于治疗腰酸腿痛、手足麻木、经络不适等症。

◈ 松仁玉米

用料：玉米粒 400 克，松仁 100 克，青、红椒 50 克，小香葱 25 克，花生油、精盐、鸡精、白糖、香油各适量。

制法：

① 将青、红椒洗净，切成小丁。小香葱切成粒状。

② 锅置中火上，注油烧至温热，放入松仁，炸至淡黄色时出锅。玉米粒入沸水中煮 4 分钟，至八成熟时捞出，控干水分。

③ 锅置中火上，注油烧热，下入香葱粒爆香，放入青、红椒粒和玉米粒煸熟，加入精盐、鸡精和少许白糖调好味，淋上

香油,出锅装盘,撒上松仁即成。

功效:玉米是粗粮中的保健食品,适合绝大多数人食用,特别是长期食用精米、精粉等精制食品的人更应多食一些玉米。松仁既是美味果实,又是上好中药,能够补气充饥、润肺滑肠,适于老年人及体虚多病的人食用。

◈ 鲜蘑豌豆

用料:鲜豌豆 250 克,鲜蘑菇 50 克,葱花、姜末、蒜末、植物油、香油、精盐、鸡精、白糖、水淀粉、鲜汤各适量。

制法:

① 将鲜蘑菇洗净后控干水分,切成薄片。豌豆洗净,入沸水锅中煮熟后捞出,用冷开水过凉,控水。

② 锅置火上,注油烧至六成热,下入葱花、姜末、蒜末爆锅,投入蘑菇片煸炒几下。往锅里加入鲜汤、豌豆、精盐、鸡精、白糖烧沸,用水淀粉略加勾芡,淋入香油,装盘即可。

功效:豌豆性平,味甘,含有丰富的钙、维生素以及多种矿物质和人体必需的氨基酸,既可以作为美味的蔬菜食用,又对高血压、高血脂症、动脉硬化、腹胀、下肢水肿等病症有一定的辅助治疗作用。

◈ 油焖黄豆

用料:干黄豆 250 克,葱、姜各 15 克,鸡汤 400 毫升,花生油 100 毫升,精盐、鸡精、料酒、酱油、白糖、香油、桂皮、大料、干辣椒各适量。

制法:将黄豆洗净,用温水浸泡涨发。锅置火上,放入花生油烧热,下入葱、姜、干辣椒,煸出香味,再放入鸡汤、精盐、鸡精、料酒、酱油、桂皮、大料、黄豆,烧沸后改用微火把汤熬干,淋点香油即成。

功效:黄豆的优质蛋白质在短期内能增加骨质密度,从而促进骨骼的健壮。黄豆中的多肽可促进人体消化道内钙等无机盐的吸收,对预防和改善中老年人骨质疏松有良好的效果。

◈ 芙蓉豆腐

用料:豆腐250克,牛奶100毫升,鸡蛋清4个,火腿25克,香菇50克,青豆20克,精盐、鸡精、湿淀粉、高汤各适量。

制法:

① 火腿洗净切片。香菇水发后切成片状。青豆洗净待用。

② 将豆腐沥干水分,碾压成泥状,放入大碗中,倒入牛奶和鸡蛋清搅匀,再加入少许精盐、鸡精、湿淀粉,搅拌均匀后上笼蒸至豆腐凝结成块,取出后用手勺舀成20片左右的薄片状,摆入盘中。

③ 将锅置武火上,加入高汤,下入火腿片、香菇片、青豆,待汤煮沸后放入精盐、鸡精,并用水淀粉勾芡,起锅淋在豆腐片上即可。

功效:豆腐所含的植物雌激素能保护血管内皮细胞,使其不被氧化破坏。经常食用,可以有效地减少血管系统被氧化破坏。另外,这些雌激素还能有效地预防骨质疏松、乳腺癌和前列腺癌的发生。

◈ 蒜薹炒豆干

用料:豆腐干250克,蒜薹100克,高汤、植物油、精盐、鸡精、酱油、香油各适量。

制法：将豆腐干洗净，切成丝后入沸水中略焯，捞出控干水分。蒜薹择洗净，切成 4 厘米长的段。锅置武火上，注油烧至七成热时下入蒜薹，略炒片刻，下入豆腐干丝、高汤，待汤汁将干时用酱油、精盐调好口味，撒入鸡精，淋入香油即成。

功效：蒜薹含有蛋白质、氨基酸、辣蒜素，有杀菌、消炎和抑制癌细胞的特殊功效；豆腐干具有益气、利脾胃的作用，两者同食不仅味美，而且开胃、健体。

◈ 什锦鸡蛋

用料：鸡蛋 5 个，苹果 75 克，山楂 25 克，葡萄干 25 克，黄瓜 25 克，酸黄瓜 25 克，番茄 50 克，胡萝卜 10 克。

制法：将鸡蛋煮熟，捞出剥去蛋壳，一切两半，去蛋黄留蛋白待用。将苹果削皮去核。黄瓜、胡萝卜去皮洗净。葡萄干择去小梗，洗净。番茄、酸黄瓜洗净。将苹果、山楂、葡萄干、黄瓜、酸黄瓜、番茄、胡萝卜分别切成 1 厘米见方的小丁，放入盆中搅拌均匀。将什锦果料用小勺装在蛋白窝内，上面要隆起些，装好后依次摆入盘中即成。

功效：鸡蛋性平、味甘，具有补阴益血、清热解毒、养心安神的功效；苹果、山楂、黄瓜、胡萝卜和番茄富含多种维生素和矿物质，共同配菜食用，对促进生长发育、调节生理平衡和维护人体健康有重要的作用。

◈ 栗子鸡块

用料：嫩鸡 1 只，栗子 350 克，葱、姜各 15 克，植物油

50毫升,精盐、鸡精、白糖、料酒、酱油、水淀粉各适量。

制法:

① 将嫩鸡去内脏洗净,剁成5厘米见方的块,加酱油拌匀。栗子一切两半,在锅内蒸熟,剥去外壳。葱洗净,切成段。生姜去皮,用刀拍松。

② 炒锅置火上,倒入适量食油,烧至七成熟时,将鸡块炸至呈金黄色捞出。再将栗子炸一下,捞出待用。

③ 炒锅留油约40毫升,投入葱、姜煸香后,放入鸡块、栗子,随即加入料酒、酱油、白糖、精盐和适量的水烧沸,改用文火焖至鸡块、栗子熟烂后,再将锅移置武火上,将汁收浓。

④ 将鸡块盛入盘中,栗子散放在鸡块周围。锅中的汁用水淀粉勾芡,淋上少量油,浇在鸡块上即可。

功效:鸡肉味甘、性温,有温中益气、健脾益胃、补精填髓的功效,可用于治疗五脏虚损、脾胃虚弱、遗精带下等症。栗子味甘性温,有健脾、壮腰、强筋、补肾、活血、消肿等功效,适用于因肾虚所致的尿频、腰腿酸软等症的辅助治疗。两者同食,效果更佳。

◆ **炒荤素什锦**

用料:鲜香菇50克,猪瘦肉75克,青、红椒各1个,春笋、水发木耳、绿豆芽、干粉丝各25克,精盐、鸡精、淀粉、油、高汤各适量。

制法:

① 将香菇、木耳择洗干净,分别切丝,将青椒、红椒、笋分别切丝;将豆芽择洗干净,去掉两头待用。将猪肉洗净切成0.2厘米的细丝。

② 锅置火上，注油烧热，下入干粉丝炸透后捞出并将油倒干。

③ 将锅置火上，加入植物油，油热后倒入肉丝炒至七成熟，投入香菇、木耳、青椒、红椒、笋和豆芽，煸炒几下，加高汤、精盐，烧沸后加鸡精、淀粉勾芡，出锅时倒在炸好的粉丝上即可。

功效：香菇性平味甘，能益气补虚、利肝护胃；猪肉性平、味甘，具有补虚养血、健脾补肝之功效。猪肉与香菇同食，适用于体弱无力、体虚盗汗以及肝肾阴虚引起的腰膝酸软等症。

◈ 洋葱炒肉丝

用料：洋葱 300 克，精肉 200 克，生粉、精盐、鸡精、色拉油各适量。

制法：将洋葱、精肉洗净，分别切成丝，略加生粉拌入肉丝内。锅置火上，注油烧热，下入肉丝爆炒断生后，盛盘中待用。洋葱下油锅中煸出香味后，下入肉丝，翻炒片刻，调入精盐、鸡精，待洋葱九成熟即可出锅。

功效：洋葱性温、味辣，具有散寒、健脾、发汗、去痰、杀菌等功效。洋葱所含的微量元素硒是一种很强的抗氧化剂，能清除体内的自由基，增强细胞的活力和代谢能力，具有防癌抗衰老的作用。近年来，科学研究发现，常吃洋葱能提高骨密度，有助于防治骨质疏松症。

◈ 过油肉马铃薯片

用料：马铃薯 250 克，猪里脊肉 100 克，植物油 50 毫升，

颈腰椎关节病的治疗与调养

蒜片、姜末、淀粉、精盐、酱油、植物油各适量。

制法：

①将猪里脊肉横刀切成厚片，用淀粉抓匀备用。将马铃薯洗净去皮，切成和肉片相似形状的片。

②将植物油倒入锅中，放入切好的马铃薯片，油炸成黄色捞出。炒锅放油烧热，放入肉片滑熟捞出。

③锅留底油，放入姜末爆香，立即放入肉片、马铃薯片、酱油、精盐及少许水，翻炒，最后加入蒜片，炒匀后出锅。

功效：马铃薯性平味甘，具有和胃调中、健脾益气、强身益肾、活血消肿等功效，可辅助治疗神疲乏力、关节疼痛、跌打损伤等症。

◈ 扒猪蹄

用料：猪蹄2只，水发海带100克，玉兰片少许，葱段、姜片、植物油、精盐、鸡精、酱油、白糖、花椒、大料、料酒各适量。

制法：

①将猪蹄洗净，放入清水锅内，煮至六成熟时捞出，用酱油抹匀。海带洗净切成丝。玉兰片切成片。

②锅内注油烧热，下入猪蹄炸至呈金黄色时，捞出沥油。

③锅内留油，加入葱段、姜片爆香，下入猪蹄、海带丝、玉兰片、适量的水及各种调料，待烧沸后撇去浮沫，转用文火煨至猪蹄熟烂，拣出葱段、姜片、大料、花椒，加入鸡精即可出锅。

功效：猪蹄对于经常性的腰腿疲乏、腿部抽筋、麻木、消化道出血、失血性休克等都有一定的辅助疗效，适用于手术后及重病恢复期的患者。

◈ **五香牛肉**

用料：牛肉400克，黄豆250克，葱段、姜片、植物油、精盐、鸡精、料酒、酱油、白糖、大料、小茴香各适量。

制法：

① 将黄豆洗净，去杂质，放入锅中，用文火炒出香味，起锅备用。把牛肉洗净，放入沸水锅里煮30分钟，捞出晾凉，切成丁。

② 锅置火上，注油烧热，放入牛肉丁炒至变色，加入精盐、料酒、酱油、葱段、姜片、大料、小茴香、白糖和适量水。待水沸时，加入炒香的黄豆，再烧沸，改用文火焖至肉烂豆熟，加入鸡精调好口味，装盘即可。

功效：牛肉具有补中宜气、滋养脾胃、强身健体、止渴、止涎的功效，适合于气短体虚、筋骨酸软、贫血久病者食用。

◈ **菠萝炒牛肉**

用料：牛肉200克，菠萝150克，青、红椒50克，蒜蓉、精盐、料酒、生粉、嫩肉粉、香油、色拉油各适量。

制法：将牛肉切片，用精盐、嫩肉粉腌渍。把菠萝去皮洗净切块，用淡盐水浸泡5分钟。把青、红椒去蒂、去籽，切成片。往锅中注油烧热，放入蒜蓉和青、红椒爆香，放入牛肉片用武火快炒，将熟时，烹入料酒，把菠萝块倒进锅里快速炒熟，用精盐和香油调味，用生粉勾芡炒匀即可。

功效：菠萝中含有菠萝蛋白酶，能溶解导致心脏病发作的血栓。此外，菠萝还有加速溶解组织中纤维蛋白质和蛋白凝块的功能，从而改善局部血液循环，起到消炎、消肿的作用。将菠萝与具有滋脾养胃作用的牛肉同食，对心脑血管病患者具有一定的食疗作用。

◈ 糖醋排骨

用料：猪肋排骨500克，精制花生油500毫升（实耗50毫升），葱、姜、料酒、酱油、白糖、香醋、糖色、水淀粉各适量。

制法：

① 排骨洗净，剁成约3.5厘米长、2厘米宽的方块，放入容器内，将糖色浇在排骨上，拌匀腌渍2小时。生姜拍松，葱切段。

② 炒锅置火上，注油烧至七成热，将排骨放入，炸至五成熟，倒入漏勺沥去油。

③ 原锅再置中火上，放入油30克，放上葱、生姜，倒入排骨，加上清水、料酒、白糖、酱油，烧沸，改用文火煨至七成熟，再移至武火上，用水淀粉勾芡，淋上醋，翻锅即成。

功效：猪肋排骨除含蛋白、脂肪、维生素外，还含有大量磷酸钙、骨胶原、骨黏蛋白等，可为幼儿和老年人提供丰富的钙质。

◈ 青苹果焖排骨

用料：猪排骨300克，青苹果1个，胡萝卜50克，姜片2片，葱段、精盐、白糖、料酒、植物油、高汤各适量。

制法：将排骨洗净切成块状，控干水分。将青苹果洗净，去核，切成块状。将胡萝卜洗净，切成块状。将锅置火上，注油烧热，用葱段、姜片放入锅中爆锅，放入排骨，加入料酒稍炒，放入胡萝卜块、精盐和白糖，注入高汤焖熟，放入苹果块拌匀即可。

功效：苹果中含钾丰富，可以影响人体钾、钠的代谢，具有预防和消除疲劳的作用。另外，苹果中还富含锌和镁，可有效增强记忆力。排骨含有较多的钙，对老年人由于骨质疏松引起的腰膝酸软大有补益。

◈ 五香驴肉

用料：驴肉 1500 克，葱段、姜片各 15 克，花椒、豆蔻、桂皮、白芷、大料、草果各少许，红曲米、山楂片、冰糖、精盐、料酒、酱油、植物油各适量。

制法：

① 把驴肉洗净，用清水浸泡 5 小时，入沸水中焯一下，投入凉水中过凉。锅内放适量清水，下入红曲米，待煮成红汁（可多煮几次），取汁待用。把花椒、豆蔻、桂皮、白芷、大料、草果装入袋中，扎好口，做成料袋。

② 注油烧热，锅内放入冰糖，炒至呈红色时，加入清水、精盐、料酒、酱油，待烧沸后撇去浮沫，加入红曲米汁、山楂片、葱段、姜片和料袋，煮约 5 分钟，下入驴肉，用武火烧沸，撇去浮沫，转用中火煮 3～4 小时，至肉质熟烂时捞出，晾凉后，切片即可食用。

功效：驴全身是宝。驴肉可补血、益气、利肺，适用于腰肌劳损、心烦气躁、气血不足等症；驴皮是著名中药阿胶的主要原料，阿胶的主要功能是滋肾补血，适用于虚劳消瘦、痰中带血及妇女月经不调、产后血虚等症；驴肾有益肾壮阳、强筋健骨的功效，可治疗阳痿不举、腰膝酸软等症。

颈腰椎关节病的治疗与调养

◈ **浇汁鱼条**

用料：鳙鱼（胖头鱼）肉 300 克，青柿子椒 50 克，植物油 60 毫升，葱段、姜片、精盐、鸡精、料酒、番茄酱、白糖、米醋、淀粉各适量。

制法：

① 鱼肉洗净切条。青柿子椒洗净后，切成 2 厘米长菱形块。取一半葱段、姜片，拍碎，加水少许，制成葱姜汁。将鱼条与精盐、料酒、葱姜汁一起拌匀，腌渍 15 分钟。干淀粉放入一平盘中，把腌好的鱼条分别裹满淀粉。

② 往锅内倒入适量植物油，烧至八成热时，下入鱼条，炸至金黄色捞出沥油。待油温降至五成热时，把柿子椒下入锅中，迅速捞出沥油，摆放在鱼盘中。

③ 锅内留少许底油，下入葱段、姜片，爆出香味后，加入精盐、番茄酱、白糖、料酒、米醋、适量清水（约 150 毫升），调匀后，转用文火煮约 2 分钟，用淀粉勾芡，浇在鱼条盘中即可。

功效：鳙鱼肉有疏肝解郁、健脾利肺、补虚弱、祛风寒、益筋骨的作用，适用于风温痹痛、筋肌劳损等症。

◈ **果汁平鱼**

用料：平鱼 500 克，番茄酱 75 克，葱末、姜末、精盐、料酒、酱油、熏醋、白糖、水淀粉、胡椒面、花生油各适量。

制法：

① 将平鱼收拾好，用清水洗净。锅内放水，上火烧沸后，放入精盐、料酒、胡椒面，煮沸后放入平鱼，烧沸后改文火煮 15 分钟，把鱼捞出，放在盘内，控干水分。

② 炒锅上火，倒入花生油烧热，放入葱末、姜末，爆出香

味后放入番茄酱,炒至成汁,倒入适量沸水,加精盐、鸡精、料酒、酱油、熏醋、白糖,汤沸后,加入淀粉,调成浓汁,浇在鱼上即可。

功效:平鱼富含蛋白质及其他多种营养成分,具有补血益气、柔筋利骨的功效,可以治疗跌打损伤、筋骨酸痛等症。

◈ 鲜蘑鳗鱼

用料:鳗鱼肉 300 克,香菇 100 克,鸡蛋 1 个,植物油 80 毫升,葱段、姜片、蒜片、精盐、鸡精、料酒、淀粉、胡椒粉、香油各适量。

制法:

① 将香菇用温水泡发,去根洗净,装入碗内,加部分葱段、姜片和少量清水,上笼蒸约 2 个小时。将鱼肉切成 3 厘米长的方形小块,用精盐、料酒、胡椒粉拌匀腌渍片刻。鸡蛋打入碗中搅散,加入适量淀粉待用。

② 往锅内倒入适量植物油,烧至六成热时,将鱼块在蛋液中逐一挂浆下入锅中。待鱼块两面呈浅黄色时捞出沥油。

③ 锅内留少许底油,下入剩下的葱段、姜片、蒜片,爆出香味后,加入清水,煮沸后下入鱼块、蒸好的香菇,加入精盐、料酒、酱油,煮沸后改用文火加盖焖烧约 10 分钟。把香菇捞出,摆在盘子周围。往锅内加入鸡精、水淀粉,用武火把汤汁收浓,淋上香油,即可盛入盘中。

功效:鳗鱼能补虚壮阳、养血抗痨、除风祛湿、强筋健骨,对虚劳阳痿、风湿痹痛、筋骨酸软等症状具有一定的疗效。

颈腰椎关节病的治疗与调养

◈ 宫保泥鳅

用料：活泥鳅 100 克，盐炒花生米 50 克，黄瓜 50 克，干辣椒 100 克，葱花、姜片、蒜片、花椒粒、红油、精盐、鸡精、白糖、食醋、黄酒、干淀粉、植物油各适量。

制法：

① 将泥鳅收拾干净，切成 1.5 厘米长的小段，加精盐和干淀粉抹匀。黄瓜洗净后去蒂、籽，与干辣椒一起切成 1.5 厘米长的小段。将精盐、鸡精、白糖、食醋、干淀粉、黄酒放入碗中调制成料汁。

② 将锅置火上，倒入植物油，烧至七成热时，放入辣椒，炸至呈棕红色，下入花椒、泥鳅稍炒片刻，加入料酒、姜片、蒜片，翻炒几下，再淋上红油、调料汁，下入黄瓜、葱花、花生米，颠匀后即可。

功效：泥鳅味甘、性平，有强精补血、暖中益气、活血化瘀的作用，可作为腰膝酸软、风湿关节炎等症的辅助治疗食品。

◈ 油爆海螺

用料：鲜海螺肉 400 克，水发木耳 50 克，葱段、蒜片、植物油、精盐、鸡精、白糖、料酒、淀粉各适量。

制法：

① 海螺肉洗净，切薄片，入沸水中焯后迅速捞出。木耳择洗干净，撕成小朵，入沸水中焯后捞出。用精盐、清水、鸡精、白糖、淀粉调成料汁。

② 锅内注油至 70℃时，下入海螺肉快速过油，捞出沥油。

③ 锅留余油烧热，下入葱段、姜片爆香，加入醋、料酒、木耳和海螺肉，倒入料汁，翻炒均匀，入味即可出锅。

功效：海螺有清热止痛、活血化瘀的功效,适用于风寒痹者、腰肌劳损等症。

◈ 红烧海参

用料:水发海参 400 克,冬笋 100 克,葱段、姜块、植物油、精盐、鸡精、白糖、料酒、酱油、淀粉各适量。

制法:

① 将海参清洗干净,切成小段。冬笋洗净切成片,入沸水中焯后捞出,控干水分。

② 锅内注油烧热,加入葱段、姜片爆香,加入高汤,待汤沸后下入海参、冬笋片,煮沸后撇去浮沫,加入调料调好口味,用文火烧 8 分钟,将水淀粉分数次加入汤中,待汁收浓时,淋入香油即成。

功效:海参富含胶原蛋白和海参素,具有消肿止痛、抗疲劳等功效。可用于防治因脑震荡和脊椎损伤所致的痉挛、疼痛,脚酸软、阳痿、消渴、神经衰弱、水肿、黄疸、肺结核、咯血、贫血、外伤出血、高血压、糖尿病、胃炎、胃及十二指肠溃疡、大便秘结等症。

◈ 炸烹螃蟹

用料:螃蟹 1000 克,鸡蛋清 200 克,香菜 50 克,植物油 50 毫升,葱、姜、精盐、鸡精、料酒、醋、胡椒粉、鲜汤、面粉、香油各适量。

制法:

① 将螃蟹洗净,从腹部下刀,每只剖成 4 块(每块上都要有爪),放入大碗内,撒少许精盐腌渍片刻。将鸡蛋清搅匀,加

颈腰椎关节病的治疗与调养

面粉和水调成稀糊。葱和姜切成丝,香菜切成段。将鲜汤、料酒、精盐、鸡精、醋、胡椒粉、香油同放入碗内,调成味汁。

② 锅置火上,注油烧至六七成热,将螃蟹逐块蘸上稀蛋糊,投入炸透呈金黄色捞出。

③ 原锅留少许油,将葱和姜煸出香味,投入炸透的螃蟹,翻炒片刻,烹入调好的味汁,撒入香菜段,推炒均匀起锅装盘即成。

功效:螃蟹具有清热解毒、补骨填髓、养筋活血、通络利节等多种功效,对于瘀血、损伤、腰腿酸痛、风湿性关节炎也有一定的食疗效果。

调养药膳

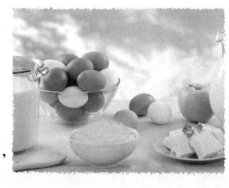

◈ 生姜粥

用料:大米 50 克,生姜 5 片,连须葱数根,米醋适量。

制法:将生姜捣烂与米同煮,粥将熟时加葱、醋,食后覆被取汗。

功效:祛风散寒。适用于颈椎病患者。

◈ 山丹桃仁粥

用料:山楂 30 克,丹参 15 克,桃仁 6 克,大米 50 克。

制法:将以上原料洗净,桃仁去皮。取丹参先煎,去渣取汁,再放山楂、桃仁及大米,加水适量,武火煮沸,转用文火熬成粥。

功效：活血化瘀，通络止痛。适用于气滞血瘀型颈椎病患者。

◈ **葛根五加粥**

用料：葛根、薏苡仁、大米各 50 克，刺五加 15 克，冰糖适量。

制法：将以上主料洗净，葛根切碎。刺五加先煎取汁，与余料同放锅中，加水适量，武火煮沸，文火熬成粥，加冰糖调匀即可。

功效：祛风，除湿，止痛。适用于风寒湿痹型颈椎病，证见颈项强痛者。

◈ **双仁五加粥**

用料：薏苡仁 50 克，桃仁（去皮）6 克，刺五加 15 克，大米 50 克，白糖适量。

制法：将刺五加先煎取汁，加入薏苡仁、桃仁，大米适量，放锅中同煮粥，加白糖适量即可。

功效：祛风除湿，活血止痛。适于风寒湿症颈椎病、腰腿疼痛患者。

◈ **桃仁葛根糊**

用料：桃仁、葛根各 150 克，白糖适量。

制法：将桃仁、葛根研为细粉，混合调匀后瓶装备用。早晚各服 1 次，每次用 10 克。加少量沸水调成糊状，兑入适量白糖即可。

功效：活血，舒筋，通络。适用于气滞血瘀型颈椎病患者。

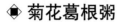
◈ **菊花葛根粥**

用料：菊花 15 克，葛根 50 克，冰糖适量。

制法：菊花放入锅中加水适量，煎后取汁弃渣。葛根洗净，切成碎粒，与大米一起放锅中加水适量煮粥，加白糖调匀即可。

功效：升清降浊，通络止痛。适用于颈椎病，证见头痛项强，视物不清者。

◈ **葛根红小豆粥**

用料：葛根 15 克，红小豆 20 克，大米 60 克。

制法：将以上原料洗净。取葛根水煎，去渣留汁，与红小豆、大米共同煮粥即成。

功效：舒筋活血。适用于颈项僵硬者。

◈ **牛肉糯米粥**

用料：牛肉 150 克，糯米 100 克，葱花、姜片、精盐、植物油各适量。

制法：将牛肉切成肉丁，同糯米放入锅中煮粥，待肉烂粥熟后，加入葱花、姜片、精盐、植物油调味即成。

功效：益肾补精，舒筋活络。适用于痉症型颈椎病，证见肝肾亏虚、筋脉失养者。

◈ **参枣粥**

用料：人参 3 克，大枣 15 克，大米 50 克，白糖适量。

制法：将人参研成细粉。将大米、大枣洗净后入锅，加水适量,武火煮沸,转用文火熬成粥,再调入人参粉及白糖适量即成。

功效:补益气血。适用于气血亏虚型颈椎病患者。

◈ 参芪桂圆粥

用料:党参、黄芪、桂圆肉、枸杞子各 20 克,大米 50 克,白糖适量。

制法:将以上主料洗净。取党参、黄芪切碎,先煎取汁,加清水适量煮沸,加入桂圆肉、枸杞子及大米,转用文火煮成粥,加适量白糖即成。

功效:补气养血。适用于气血亏虚型颈椎病患者。

◈ 山楂丹参粥

用料:山楂片 50 克,丹参 15 克,大米 50 克,冰糖适量。

制法:山楂片、大米、丹参洗干净,先煎丹参除渣取汁。再放入山楂片、大米、水适量,用武火煮沸,文火熬煮成粥,后加冰糖适量。

功效:活血化瘀,通络止痛。适用于颈椎病,证见头颈酸胀、视物不清者。

◈ 枸杞牛肉粥

用料:黄牛肉丁 50 克,糯米 100 克,枸杞子 20 克,精盐、鸡精、香油各适量。

制法:将黄牛肉丁、糯米共煮粥,待粥将熟时放入枸杞子,粥熟后加入精盐、鸡精、香油调味即成。

功效:活血通络。适用于颈椎病颈项不利、下肢痿软者。

◈ **芎归蚕蛹粥**

用料：川芎 10 克，当归、蚕蛹各 15 克，大米 50 克。

制法：原料洗净，加水适量，先煎川芎、当归，去渣取汁，再加蚕蛹、大米，武火熬成粥。

功效：养血活血。适用于气滞血瘀型颈椎病、体质虚弱者。

◈ **陈皮木瓜汤**

用料：木瓜、陈皮、丝瓜络、川贝母各 10 克，大米 50 克，冰糖适量。

制法：将木瓜、陈皮、丝瓜络、川贝母洗净，川贝母切碎。取木瓜、陈皮、丝瓜络先煎，去渣取汁，加入川贝母，加冰糖适量即成。

功效：化痰，除湿，通络。适用于痰湿阻络型颈椎病患者。

◈ **薏苡仁赤豆汤**

用料：薏苡仁、赤豆各 50 克，山药 15 克，梨（去皮）200 克，冰糖适量。

制法：将薏苡仁、赤豆、山药、梨洗净，梨去皮。将以上原料加水适量，武火煮沸后文火煎，加冰糖适量即可。

功效：化痰除湿。适用于痰湿阻络型颈椎病患者。

◈ **壮骨汤**

用料：猪骨（最好是猪尾骨）200～300 克，杜仲、枸杞子各 12 克，桂圆肉 15 克，牛膝 10 克，山药 30 克，葱花、姜片、精盐、花生油各适量。

制法：将猪骨、杜仲、枸杞子、桂圆肉分别洗净，猪骨斩碎，与牛膝、山药共入锅内，加水适量，武火煮沸，文火煎 40~60 分钟，加适量花生油、精盐、葱花、姜片等配料，取汤服食。

功效：补肝肾，强筋骨。适用于肝肾不足型颈椎病患者。

◈ 补肾猪髓汤

用料：猪骨髓 1 条，补骨脂 10 克，杜仲 15 克，调料适量。

制法：将猪骨髓洗净，与补骨脂、杜仲一起置于砂锅中，加水煮 2 小时，取汤调味后饮用。

功效：补肾壮骨，益精填髓。适用于颈椎病、老年性关节炎、骨质增生等患者。

◈ 煲猪脊骨

用料：千斤拔、粉葛各 30 克，猪脊骨 500 克。

制法：将千斤拔洗净，粉葛去皮切片，猪脊骨切段，共放锅内，加清水 6 碗，煲成 1~2 碗即可。饮汤食肉，可常服食。

功效：温经通络。适用于神经根型颈椎病患者。

◈ 天麻炖猪脑

用料：天麻 10 克，猪脑 1 个，精盐适量。

制法：将天麻、猪脑洗净。将天麻切碎，与猪脑一并放入炖盅内，加清水、精盐适量，隔水炖熟。每日吃 1 次，连服 3~4 次。

功效：平肝养脑。适用于颈椎病头痛眩晕、肢体麻木等症。

◈ 五子羊肉汤

用料：羊肉250克，枸杞子、菟丝子、女贞子、五味子、桑椹子、当归、生姜各10克，肉桂5克，精盐、米酒、花生油、蜂蜜各适量。

制法：将主料洗净，菟丝子、女贞子、五味子放入纱布包。羊肉切成片，用当归、生姜、米酒、花生油各适量，炒熟羊肉后，放入砂锅内，放入纱布包及枸杞子、桑椹子，加清水、精盐，武火煮沸后，转用文火煎半小时，取出菟丝子、女贞子、五味子纱布包，兑入蜂蜜即成。

功效：补肝肾，益气血。适用于肝肾亏虚型颈椎病，证见肌肉萎缩，颈肩酸痛者。

◈ 鹿筋花生米汤

用料：鹿筋150克，花生米200克，黄酒、精盐各适量。

制法：鹿筋洗净，切成块，沸水浸泡，去浮沫。将鹿筋、花生米一同置锅中，加清水500毫升，武火煮沸3分钟，文火煮20分钟，加黄酒、精盐等调料，分次食用。

功效：温经通络，散寒止痛。适用于颈椎病痹症型，手指麻木、酸痛者。

◈ 清炖乌蛇

用料：乌蛇1条，葱、姜、精盐、黄酒、清水适量。

制法：将乌蛇去皮、内脏，洗净，切成长5厘米段块，放入砂锅，加葱、姜、黄酒、清水，武火煮沸后，文火炖至熟透，再加精盐即成。分次服食。

功效：祛风通络。适用于颈椎病肢体疼痛、麻木者。

◈ **胡椒根炖蛇肉**

用料：胡椒根 100 克,蛇肉 200 克,葱、姜、精盐、黄酒、花椒各适量。

制法：将胡椒根洗净,切成 3 厘米长的段。将蛇去内脏洗净,切成 2 厘米长的段。将蛇肉、胡椒根放入锅内,加葱、姜、精盐、黄酒、花椒、清水适量,用武火烧沸后,转用文火烧至蛇肉熟透即成。分次服食。

功效：祛风除湿,舒筋活络。适用于神经根型颈椎病患者。

◈ **冰糖蛤士蟆**

用料：蛤士蟆 250 克,冰糖 600 克。

制法：将蛤士蟆洗干净后,放炒勺内用沸水文火焖 30 分钟左右,取出,换新沸水再继续焖 30 分钟,待其发透后,用凉水泡起。将冰糖煮化成冰糖水。将发好的蛤士蟆放入冰糖水中,上笼屉用武火蒸 30 分钟左右即成。

功效：滋补肝肾,强壮筋骨。适用于椎动脉型（眩晕型）颈椎病患者。

◈ **玉兰花茶**

用料：大朵玉兰花 3~6 克。

制法：将大朵玉兰花放入壶中,用沸水冲泡,代茶饮用;或鲜叶 12~18 克入水煎服患者。

功效：舒筋,活血,止痛。适用于颈椎病患者。

颈腰椎关节病的治疗与调养

◈ **紫菜决明子饮**

　　用料：紫菜 15 克，决明子 15 克，菊花适量。

　　制法：将紫菜、决明子、菊花洗净，共同煎汁，代茶饮用。

　　功效：平肝，明目，补血。适用于颈椎病伴高血压、视力模糊者。

◈ **伸筋草鲳鱼汤**

　　用料：鲳鱼 1 条，伸筋草 15 克，当归 6 克，板栗、精盐、鸡精、香油各适量。

　　制法：将鲳鱼去鳃、去鳞、去内脏，清洗干净后，与当归、伸筋草、板栗共煮汤，汤熟时调入精盐、鸡精、香油各适量。

　　功效：舒筋，通络。适用于颈椎病引起的四肢麻木、足软无力者。

◈ **归芪鸡血藤蜜汁**

　　用料：当归尾 20 克，炙黄芪 30 克，鸡血藤 60 克，酒浸干地龙 20 克，蜂蜜 30 克。

　　制法：将当归尾、黄芪、鸡血藤、干地龙用冷水浸泡半小时，入锅，加水浓煎 1 小时，去渣取汁，趁温兑入蜂蜜，搅匀即成。早晚 2 次分服。

　　功效：益气养血，舒筋活络。适用于脊髓型颈椎病及部分神经根型颈椎病患者。

◈ **姜葱羊肉汤**

　　用料：羊肉 100 克，大葱 30 克，生姜 15 克，大枣 5 枚，红醋 30 克。

制法：将以上用料同放入锅中，加水适量，做汤 1 碗，日食 1 次。

功效：益气，散寒，通络。适用于经络痹阻型颈椎病患者。

◈ **天麻炖鱼头**

用料：鲢鱼头 1 个，天麻 10 克，葱段、姜片、精盐、鸡精、料酒、香油各适量。

制法：天麻切成薄片，装入纱布袋中，与洗净、去鳃的鲢鱼头同入砂锅中，加水适量，用武火烧沸，撇去浮沫，加葱段、姜片、精盐、料酒，再用文火煨炖半小时，取出药袋，放入香油及鸡精，再烧一沸即成。

功效：祛风散寒，通经活络。适用于风寒湿痹型颈椎病患者。

◈ **川芎白芷炖鱼头**

用料：川芎 15 克，白芷 15 克，鳙鱼头 1 条，姜、葱、精盐、料酒各适量。

制法：将川芎、白芷分别切片，与洗净的鳙鱼头一起放入锅内，加姜、葱、盐、料酒、水适量，用武火烧沸后，改用文火炖熟。

功效：祛风散寒，活血通络。适用于颈椎病患者。

◈ **炒蛇片**

用料：乌蛇 1 条，葱段、姜片、精盐、黄酒、植物油各适量。

制法：将乌蛇去皮、内脏，洗净，切成薄片。锅置火上，注油烧至七成热时,将蛇片倒入锅内翻炒,至蛇片八成熟时,加精盐、黄酒、葱段、姜片,继续翻炒至熟透。

功效:祛风散寒,除湿通络。适用于颈椎病患者。

◈ 韭菜炒胡桃

用料:韭菜 200 克,胡桃肉 50 克,芝麻油 20 毫升。

制法:韭菜洗净切段,胡桃肉捣碎,芝麻油加热,将韭菜、胡桃肉一同炒熟,分次食用,连续食用 1 个月。

功效:温经通络,消炎止痛。适用于颈椎病痹症型,上肢疼痛和麻木者。

◈ 牛脊髓膏

用料:牛脊髓 250 克,核桃仁 250 克,枸杞子 100 克,白芷 50 克,川芎 50 克,炼蜜 700 克。

制法:将枸杞子、白芷、川芎入锅,加水浓煎 2 次,合并煎汁,放入牛脊髓、核桃仁粉煎煮半小时,兑入炼蜜,用文火煎熬,浓缩成膏。早晚各服 1 次,每次 20 克。

功效:益肾补精,活血止痛。适用于椎动脉型颈椎病患者。

◈ 芎归粥

用料:当归 15 克,川芎 10 克,大米 50 克。

制法:将当归、川芎洗净,放入砂锅内水煎半小时,去渣留汁。大米洗净,放入药汁中煮熟成粥服用。

功效:活血止痛。适用于肩周炎急性期。

◈ **川乌姜汁粥**

用料：生川乌头 5 克，大米 50 克，姜汁 10 克，蜂蜜适量。

制法：把川乌头捣碎，研为极细粉末。先煮大米，粥快成时加入川乌末，改用文火慢煎，熟后加入姜汁及蜂蜜，搅匀，稍煮即可。

功效：祛散寒湿，通利关节，温经止痛。适用于肩周炎风湿寒侵袭所致者。

◈ **桑枝大枣粥**

用料：桑枝 40 克，大枣 10 枚，糙米 75 克。

制法：将桑枝水煎取汁，加大枣、糙米煮粥，1 日 1 次。

功效：通络止痛。适用于肩周炎患者。

◈ **白芍桃仁粥**

用料：白芍 20 克，桃仁 15 克，大米 60 克。

制法：将白芍水煎取汁液。把桃仁去皮尖，捣烂如泥，加水研汁，去渣。用二味汁液同大米煮为稀粥，即可食用。

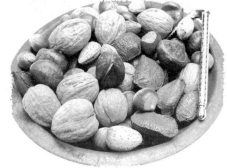

制法：养血化瘀，通络止痛。适用于肩周炎晚期瘀血阻络者。

◈ **羌桂血藤粥**

用料：羌活、桂枝 12 克，血藤 40 克，糙米 75 克。

制法：将羌活、桂枝、血藤水煎取汁，加糙米煮为稀粥服食,每日 2 次。

功效:祛风除湿,通络止痛。适用于肩周炎患者。

◈ 鸡血藤蛋汤

用料:鸡血藤 20 克,鸡蛋 1 个,精盐、鸡精、香油各适量。

制法:取鸡血藤,加水煎煮后去渣取汁。在药汁中打入鸡蛋 1 个,不断搅拌,煮成蛋花汤,加入精盐、鸡精、香油调味,即可食用。

功效:活血,通络,止痛。适用于肩周炎慢性期患者。

◈ 桑枝鸡汤

用料:老母鸡 1 只,老桑枝 60 克,精盐少许。

制法:将桑枝切成小段,与鸡肉共煮至烂熟汤浓,用精盐调味即成。饮汤吃肉。

功效:祛风湿,通经络,补气血。适用于肩周炎患者。

◈ 当归胡椒瘦肉汤

用料:当归 20 克,胡椒 3 克,肉桂 6 克,猪瘦肉 60 克,调料适量。

制法:用当归、胡椒、肉桂、猪瘦肉 60 克,加水煮至肉熟即成。饮汤吃肉,1 日 1 次。

功效:除寒止痛。适用于肩周炎急性期。

◈ 当归猪肝粥

用料:当归 20 克,猪肝 50 克,糯米 60 克。

制法:将当归、猪肝、糯米同煮粥食用。

功效:补血,活血,止痛。适用于肩周炎慢性期。

◈ **附桂猪蹄汤**

用料:制附片、桂枝各 8 克,桑枝 40 克,羌活 20 克,猪蹄 1 对,精盐、鸡精、川椒、胡椒各适量。

制法:将猪蹄去毛杂洗净剁块,诸药用纱布包好,加水同炖至猪蹄烂熟后,去药渣,用精盐、鸡精、川椒、胡椒调味,即可食用。

功效:温阳散寒,舒筋活血。适用于肩周炎患者。

◈ **蛇肉汤**

用料:乌蛇肉、生姜、胡椒、精盐各适量。

制法:将乌蛇肉,生姜、胡椒同入锅中,加适量清水炖汤,肉烂后加精盐调味即成。肉汤同食,每日 2 次。

功效:补虚,祛风,散寒。适用于肩周炎晚期而体虚、风湿阻络者。

◈ **牛肉粥**

用料:牛肉 100 克,大米 50 克,五香粉、精盐各适量。

制法:牛肉切成薄片,与大米加水适量同煮粥,粥熟后加五香粉和精盐调味,温热食用。

功效:健脾益胃,强身壮体。适用于腰椎间盘突出症患者。

◈ **腰花粥**

用料:猪腰子 1 副,大米 100 克,葱白、姜片、精盐、味精、黄酒各适量。

制法：猪腰子洗净去筋膜，切成小块，入沸水中略烫备用。大米洗净，加水适量文火熬成粥，加入腰花及上述作料，煮沸后食用。

功效：补肾壮阳，强身补虚。此方适于腰椎间盘突出症兼有腰膝软弱、步履艰难的患者。

◈ 羊肾粥

用料：羊肾 1 对，羊肉 100 克，枸杞子 10 克，大米 80 克。

制法：将羊肾去筋膜，同羊肉、枸杞子、大米加水适量同煮粥，服食。

功效：温肾补虚。适用于腰椎间盘突出症患者。

◈ 韭菜根汤

用料：韭菜根 30 克，泽兰 10 克，黄酒 100 毫升。

制法：将韭菜根、泽兰放入砂锅内，加适量清水煮沸取汁，与黄酒共煮沸。每日 1 剂，可连服 10 日。

功效：温补肾阳，散寒理气。适用于气滞血瘀者兼寒凝经脉型腰椎间盘突出症患者。

◈ 醋浸鲜蛋

用料：鲜鸡蛋 2 个，米醋 400 克。

用法：将米醋放入砂锅中，烧沸后放入鸡蛋，煮 8 分钟后取出，每日临睡前食用，直至痊愈。

功效：滋阴补虚。适用于腰椎间盘突出症患者。

◈ **去瘀生新汤**

用料：瘦猪肉300克，三七12克，生地黄30克，大枣15克，精盐、鸡精各适量。

制法：将猪肉洗净，切小片，与洗净的三七、生地黄、大枣同入锅中，加适量清水，武火煮沸后，文火煲至肉烂汤浓，用精盐、鸡精调味即可。

功效：活血化瘀，消肿止痛。适用于腰椎间盘突出症，证见腰腿疼痛剧烈难忍，痛处拒按，舌暗或有瘀点，脉弦细涩者。

◈ **杜仲蒸猪腰**

用料：杜仲20克，威灵仙50克，猪腰子1~2个。

制法：将杜仲、威灵仙分别研粉，混合拌匀。将猪腰子破开，洗去血液，再放入药粉，摊匀后合紧，放入碗内，加水少许，蒸至烂熟。吃猪腰子饮汤，每日1剂（孕妇忌用）。

功效：补肾，壮骨，强腰。主治肾虚型腰椎间盘突出症。

◈ **葡萄根炖猪蹄**

用料：猪蹄1只，白葡萄根60克，黄酒适量。

制法：猪蹄刮净，剖开。将白葡萄根洗净，与猪蹄同放入锅中，加清水和黄酒各半炖煮，至肉熟即可。吃肉喝汤。

功效：祛风驱寒，通经活络。主治腰椎间盘突出症引起的坐骨神经痛。

◈ **鳖肉猪髓汤**

用料：鳖1只，猪脊髓200克，生姜10克，葱白10克，胡椒粉、鸡精各适量。

制法：将鳖用沸水烫死，揭去鳖甲，去掉内脏和头、爪。猪脊髓洗净，放入碗内。鳖肉放入锅中，加生姜、胡椒粉，用武火烧沸，再用文火将鳖肉煮熟，放入猪骨髓，煮熟后放入鸡精。食肉饮汤，分次服完。

功效：滋阴补虚。适用于腰椎间盘突出症患者。

◈ **黑豆核桃猪肾汤**

用料：黑豆 90 克，核桃仁 60 克，猪肾 1 副，调料适量。

制法：将黑豆、核桃仁、猪肾同放入锅中，煮熟后调味即成。

功效：益肾填精。适用于腰椎间盘突出症患者。

◈ **桂蒸鳝鱼**

用料：大鳝鱼 1000 克，熟火腿肉 150 克，肉桂 8 克，当归 10 克，葱花、姜片、精盐、鸡精、黄酒、胡椒粉、鸡汤各适量。

制法：大鳝鱼切段，熟火腿肉切片。葱、姜、黄酒（约 15 毫升）放锅内，加水烧沸后，将鳝鱼段入沸水锅略烫捞出，与火腿片、肉桂、当归、葱、姜、黄酒（15 毫升）、胡椒粉、精盐、鸡精、鸡汤共入大盘，加盖，用棉纸封严盖口，上笼蒸 1 小时后取出服食。

功效：补虚损，除风湿。适用于肾阳不足、气血亏虚型腰椎间盘突出症。

◈ **当归羊肉汤**

用料：当归 20 克，生姜 30 克，羊肉 30 克，调料适量。

制法：将当归、生姜洗净切片。羊肉剔去筋膜，置沸水锅内去血水，捞出晾凉，横切成条块。将羊肉条块与生姜、当归放入砂锅内，加水用武火烧沸，去浮沫，改用文火炖至羊肉烂熟即可，喝汤吃肉。

功效：补气温中，祛寒止痛。适用于腰椎间盘突出症患者。

◈ 杜仲羊肾

用料：杜仲 50 克，羊肾 4 个，荷叶 1 张，白酒少许。

制法：羊肾去筋膜，切开洗净，将杜仲焙研细末，放羊肾内，外用荷叶包住，慢火煨熟。用少许白酒佐食。

功效：补肾壮阳，疏通经络。适用于腰椎间盘突出症患者。

◈ 党参鹿肉汤

用料：党参、杜仲各 10 克，鹿肉 300 克，生姜 5 片，大葱 2 段，调料适量。

制法：党参、杜仲用纱布包好，与鹿肉片、生姜、大葱共煮至鹿肉熟烂，调味即可。随量食肉喝汤，可连服 10 日。

功效：补肝肾，强筋骨，健脾益气。适用于脾肾不足型腰椎间盘突出症，证见筋骨萎弱者。

◈ 栗子大枣炖鹌鹑

用料：鹌鹑 1 只，栗子 5 个，大枣 2 枚。

制法：将鹌鹑宰杀，去毛杂，栗子打碎，大枣去核，共入炖盅，加适量水同煎，沸后改文火炖 1～2 小时至鹌鹑熟烂。随量喝汤吃肉,每日1剂。

功效:健胃益脾,补肾强筋。适用于脾肾虚衰型腰椎间盘突出症,证见身体羸弱者。

◈ 枸杞杜仲炖鹌鹑

用料:鹌鹑1只,枸杞子15克,杜仲20克,调料适量。

制法:将鹌鹑宰杀、去毛杂,与枸杞子、杜仲共入炖盅,加适量水同煎,沸后改文火炖1～2小时至鹌鹑熟烂,调味即可。喝汤吃肉,每日1剂。

功效:养阴益气,补益肝肾,强壮筋骨。适用于肝肾不足、气血虚弱型腰椎间盘突出症。

◈ 椒树乌蛇肉

用料:胡椒树根100克,乌蛇肉250克,葱段、姜片、精盐、黄酒、花椒各适量。

制法:胡椒树根切段,与乌蛇肉共入锅,加葱、姜、精盐、黄酒、花椒、适量清水,文火熬至熟透服食。

功效:舒筋活络,祛寒除湿。适用于寒湿内蕴,经络痹阻型腰椎间盘突出症患者。

◈ 三七田鸡汤

用料:田鸡(青蛙)2只,三七、大枣各15克。

制法:将田鸡肉、三七、大枣放入锅中,加清水适量,炖汤内服。

功效:活血化瘀,养阴生津。适用于腰椎间盘突出症术后发热、食欲不振者。

◈ 狗骨汤

用料：狗骨（以四肢骨为佳）200 克，精盐适量。

制法：将狗骨砸碎，加水煮熬 2 小时，用精盐调味，即可饮汤。

功效：健骨活络，生肌活血。适用于急性腰扭伤及跌打损伤。

◈ 羊骨饮

用料：羊胫骨 1 根、黄酒适量。

制法：将羊胫骨用火烤至焦黄色、砸碎，研细末。每次饭后以温黄酒送服 5 克，每日 2 次。

功效：强筋健骨。适用于腰椎间盘突出症患者。

◈ 狗脊煲猪尾

用料：猪尾 1 条，狗脊 30 克，千斤拔 30 克，调料适量。

制法：将狗脊、千斤拔用纱布袋装好，与洗净的猪尾一起放入砂锅，加水 6 碗，煮至 1 碗，取出药袋，调味后喝汤吃肉。

功效：补肝肾，强腰膝。适用于老年性腰肌劳损。

◈ 茄子末

用料：茄子 1 个，黄酒适量。

制法：将茄子焙干，研成细末，用黄酒送服。每日 2 次，每次 10 克。

功效：止血消肿。适用于急性腰扭伤及跌打损伤。

◉ **醋蒸雄鸡**

用料：刚打鸣雄鸡 1 只，姜片、白糖、料酒、醋、食用油适量。

制法：将雄鸡宰杀后，去毛、内脏，洗净切块，放油锅中煸炒片刻，加醋，用文火煨煮，至鸡肉熟时，加入姜片、白糖、料酒等调料，再稍煮片刻即成。

功效：温中，补虚，消肿。适用于腰扭伤者。

◉ **核桃鸭子**

用料：核桃仁 200 克，荸荠 150 克，老鸭 1 只，鸡肉泥 100 克，葱、姜、油菜末、湿玉米粉、精盐、鸡精、料酒、鸡蛋清、花生油各适量。

制法：将鸭子宰杀去毛，开膛去内脏，洗净，用沸水氽一下，装入盆内，拌入葱、姜、精盐、料酒，上笼蒸熟，取出晾凉去骨。将鸡肉泥、鸡蛋清、湿玉米粉、精盐、鸡精、料酒调成糊，核桃仁、荸荠剁碎，淋在鸭子内膛肉上。将鸭子放油内炸酥，捞出沥去余油，切成长块，摆在盘中，四周撒些油菜末即成。

功效：补肾固精，润肠通便。辅治肾虚腰痛。

◉ **山龙草乌炖公鸡**

用料：小公鸡 1 只，穿山龙 75 克，川草乌 20 克，威灵仙 15 克。

制法：将上述中药加水 500 毫升，煮成 250 毫升。留渣再加水 250 毫升，煮成 125 毫升，将先后煮好的药液放入煲内，加入洗净的小公鸡一同煮熟，加酒适量调食（五加皮酒或当归酒更好）。连肉及汤，分两次服完。

功效：散寒利湿,通络止痛。适用于寒湿型腰痛。

◈ **丹参瘦肉汤**

用料：丹参 20 克,猪瘦肉 100 克,调料适量。

制法：将丹参放入纱布包内,猪瘦肉洗净切块,一起放入砂锅内,加清水适量,用文火煨熟,取出药包,调味即成。

功效：补肾强身,舒筋活血。适用于急性腰扭伤。

◈ **陈皮猪腰**

用料：猪肾 1 只,陈皮 15 克,调料适量。

制法：将猪肾洗净,切成片,与陈皮一起放入锅中,加水煮熟,调味即成。

功效：顺气补肾。适用于急性腰扭伤。

◈ **核桃补肾粥**

用料：核桃仁 30 克,莲子 15 克,山药 15 克,巴戟天 10 克,锁阳 6 克,黑豆 15 克,大米 30 克,调料适量。

制法：将黑豆泡软,莲子去心,核桃仁捣碎,巴戟天与锁阳用纱布包好,同入砂锅中,加水文火煮至米烂粥成,捞出布包,调味咸甜不拘,酌量食用。

功效：补肾壮阳,健脾益气。适用于中老年骨质疏松引起的腰腿疼痛。

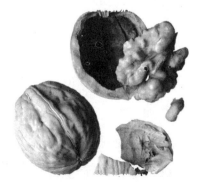

◈ **核桃瘦猪肉**

用料：核桃仁、杜仲各 20

克,猪瘦肉 150 克,调料适量。

制法:将杜仲装入纱包中,与洗净的猪瘦肉、核桃仁一起放砂锅中,加清水适量,用文火煮 2 小时,取出药袋,加调料即成。

功效:益肾补虚,强筋健骨。适用于老年性肾虚腰痛。

◈ 茴香煨猪腰

用料:茴香 15 克,猪腰 1 个。

制法:将猪腰对边切开,剔去筋膜,与茴香共置锅内加水煨熟。趁热吃猪腰,用黄酒送服。

功效:温肾祛寒。适用于腰痛患者。

◈ 淮杞炖猪腰

用料:山药、枸杞子各 12 克,猪腰 1 只,调料适量。

制法:将猪腰洗净,去筋膜,与山药、枸杞子共入炖盅内,加清水适量,隔水炖熟,调味后食用。

功效:滋阴补肾,益气养血。适用于老年性肾虚腰痛。

◈ 桑枝炖鸡

用料:老母鸡 1 只,桑枝 100 克,姜片、精盐、味精、料酒、香油各适量。

制法:将老母鸡宰杀,洗净,斩块。桑枝切碎,装于纱布袋中,扎紧袋口。将鸡肉、药袋同放入砂锅中,加入适量清水,用武火烧沸,撇去浮沫,加入姜片和料酒,转用文火炖至鸡肉熟烂,捡出药袋,撒入精盐、味精,淋入香油调匀即成。

功效:健脾益胃,补虚益气。适用于风湿性关节疼痛、慢性腰痛等症。

◈ **防己桑枝粥**

用料:防己 12 克,桑枝 30 克,薏苡仁 60 克,红小豆 60 克。

制法:将全部原料洗净,放入瓦锅,加水适量,文火煮 2 ~ 3 小时,粥成即可。

功效:清热利湿,宣通经络。适用于湿热痹阻型关节疼痛。

◈ **忍冬薏苡仁粥**

用料:忍冬藤 60 克,通草 9 克,防风 9 克,薏苡仁 100 克。

制法:将全部原料洗净,放入瓦锅中,加清水适量,文火煮 2 ~ 3 小时,粥成即可。

功效:清热利湿,宣痹止痛。适用于湿热流注型关节炎,证见四肢关节红肿热痛,兼发热、汗多、身重困倦、小便短少等。

◈ **枸杞子蒸鸡蛋**

用料:枸杞子 10 克,鸡蛋 2 个,精盐、鸡精、淀粉、熟猪油、酱油各适量。

制法:鸡蛋打入碗中搅散,加精盐、鸡精、淀粉,用清水调成糊状。将鸡蛋用武火隔水蒸约 10 分钟,撒上枸杞子再蒸 5 分钟。熟猪油与酱油蒸化后,淋在蛋面上即成。

功效:填阴补虚,强身健体。适用于中老年腰腿酸软无力者。

◆ **独活乌豆汤**

用料：独活 12 克，乌豆 60 克，米酒适量。

制法：将乌豆泡软，与独活同置砂锅中，加水 2000 毫升，文火煎煮至 500 毫升，去渣取汁，兑入米酒，每日分 2 次温服。

功效：祛风除湿，通络止痛。适用于由风湿引起的膝关节疼痛。

◆ **附片鸡肉汤**

用料：鸡肉 100 克，熟附片 6 克，红枣适量。

制法：将鸡肉洗净切块，熟附片洗净，红枣洗净，去核。把全部原料一起放入砂锅内，加清水适量，文火煮 3 小时，至肉烂汤浓即成。

功效：温肾逐寒，祛湿止痛。适用于由风湿、类风湿引起的关节疼痛。

◆ **桑寄生老母鸡汤**

用料：老母鸡半只（约 500 克），桑寄生、玉竹各 30 克，红枣 4 个，生姜 4 片，调料适量。

制法：将老母鸡活宰，去毛、肠杂、肥油，取半只斩块，起油锅，用姜爆香备用。将桑寄生除去杂质，洗净。玉竹、红枣洗净。将全部原料一起放入锅中，加清水适量，武火煮沸后，文火煮 3 小时，调味即成。

功效：养血祛风，补虚柔肝。适用于由风湿引起的腰膝酸软、阴虚盗汗等症。

◈ 雪莲三七炖母鸡

用料:雪莲花 10 朵,三七 10 克,黑母鸡 1 只,阿胶 15 克,姜片、精盐、鸡精、黄酒、香油各适量。

制法:将雪莲花、三七捣碎,装于纱包中,扎紧袋口。黑母鸡宰净切块,共放于锅中,加水 600 毫升,武火烧沸,撇去浮沫,加入姜片和黄酒,转用文火炖至熟烂。捡出纱包,下阿胶和精盐、鸡精,调匀后淋入香油。分 2 次趁热食鸡肉饮汤。

功效:益气补虚,活血化瘀。适用于由风湿引起的关节疼痛。

◈ 虫草炖乳鸽

用料:乳鸽 2 只,虫草 15 克,杜仲 10 克,肉苁蓉 10 克,火腿、香菇、冬笋、清鸡汤各少许,精盐、黄酒各适量。

制法:将乳鸽去头、爪,切成块,在沸水中焯一下捞出。虫草用温水洗净。杜仲、肉苁蓉洗净,香菇泡胀洗净,冬笋、火腿切片。炖盅内放入鸽块、火腿片、冬笋片、香菇,表面盖虫草、杜仲、肉苁蓉,加少许清鸡汤、精盐、黄酒调味,隔火炖至鸽肉酥,去杜仲、肉苁蓉、虫草即成。

功效:滋阴补虚,温肾壮阳。适用于腰膝酸软疼痛者,对因肾虚引起的全身乏力、畏寒肢冷、阳痿早泄等症状,也有较好的效果。

◈ 鸡爪防己汤

用料:鸡爪 8 只,防己 12 克,黑豆 100 克,调料适量。

制法:将鸡爪洗净,黑豆泡软,一同放入砂锅,加水文火炖煮 1 小时,取出鸡爪,放入防己,继续文火煮 30 分钟,调味饮用。

功效：祛风除湿，利水消肿。适用于由风湿引起的腰膝酸软等症。

◈ **祛风果肉汤**

用料：无花果150克，猪瘦肉100克，精盐、鸡精、香油各适量。

制法：将无花果、猪瘦肉分别洗净，切成片，放入锅中，加清水适量，烧沸后加入精盐煮至熟透，撒入鸡精，淋入香油调味即成。

功效：填精益气，祛风除湿。适用于由风湿引起的关节疼痛等症。

◈ **乌豆猪骨汤**

用料：乌豆20克，猪骨200克，调料适量。

制法：将乌豆洗净，泡软，与猪骨一起置于砂锅中，加水煮沸，转用文火炖至乌豆熟烂，调味后食用。

功效：补肾，活血，祛风，利湿。适用于老年性骨质疏松、风湿痹痛。

◈ **杜仲炖猪腰**

用料：杜仲15克，猪腰2只，葱、姜、精盐、鸡精、料酒、鸡油、胡椒粉各适量。

制法：将杜仲浸透，切成长细丝，用盐水炒焦，加清水150毫升，煎煮20分钟，取药液50毫升，备用。猪腰一切两半，去白色臊腺，切成腰花。葱切段，姜切片。将杜仲药液、猪腰花、料酒、葱、姜同放炖锅内,加清水1500毫升,置武火烧沸,再用文火炖煮25分钟即成。

功效:补肝肾,强筋骨。适用于肾虚腰痛、腰膝无力、高血压等症。

◈ 千年健猪脚汤

用料:猪脚1只,党参15克,花生、千年健各30克。

制法:将猪脚洗净,斩成块,与花生、党参、千年健一起共煮成汤。

功效:补气健骨,舒筋活血。适用于肾虚气弱之腰背酸痛、下肢痿软、不耐久站等症患者。

◈ 三七蹄筋汤

用料:精瘦肉50克,猪蹄筋4条(约200克),三七、大枣各15克,调料适量。

制法:将精瘦肉洗净切片,猪蹄筋洗净切块。将肉片、蹄筋、三七、大枣同放入炖锅内,加适量清水煮汤,煮至肉烂汤浓,加入调料即可。

功效:活血止痛,补肾强筋。适用于气滞血瘀、肾气亏损的腰腿痛患者,症见腰腿酸软乏力、弯腰不利、肢体酸麻、双膝酸软无力等。

◈ 五味蹄筋汤

用料:豨莶草12克,苍术9克,秦艽12克,防风9克,茯苓15克,猪蹄筋10克,调料适量。

制法:将猪蹄筋浸软,切成块,各药一起装入纱布袋中。

将猪蹄筋块和药袋一起放入砂锅中,加适量清水,文火炖煮至猪蹄筋熟烂,去药袋,加调料即成。喝汤吃蹄筋。

功效:祛风活络,消肿止痛。适用于由风湿引起的关节疼痛。

◈ 猪尾骨碎补汤

用料:猪尾 2 条,骨碎补、鸡血藤各 20 克,姜片、精盐、鸡精、黄酒各适量。

制法:将猪尾洗净切段,骨碎补、鸡血藤同装入纱布袋中,放入砂锅中,注入清水 600 毫升,烧沸后,撇去浮沫,加入姜片、黄酒和精盐,文火炖至熟烂,捡出药袋,用鸡精调味即成。分 1 ~ 2 次趁热食肉喝汤。

功效:强筋健骨,补虚益气。适用于风湿痹痛、腰腿酸软等症。

◈ 黄豆猪皮汤

用料:黄豆 30 克,猪皮 200 克,葱段、姜片、精盐、鸡精、香油各适量。

制法:将猪皮刮去脂肪,洗净切块;黄豆洗净泡软,一起放入砂锅中,加水炖煮,去浮沫,加葱段、姜片,煮至黄豆熟烂,加调料即成。

功效:滋阴活血,补虚益气。适用于中老年骨质疏松引起的腰腿疼痛。

◈ 菟丝子羊骨汤

用料:羊脊骨 1 条,肉苁蓉 25 克,菟丝子 18 克。

制法：将羊脊骨洗净斩块，与洗净的肉苁蓉、菟丝子同入锅中，加适量清水煎煮至熟时，加入调料调味即可。

功效：补肝肾，益精髓，强筋骨。适用于肝肾两虚、腰酸背痛、头晕眼花等症。

◈ 乌豆牛肉汤

用料：牛肉 500 克，乌豆 150 克，橘皮 1 块，精盐、鸡精、黄酒、香油各适量。

制法：将牛肉洗净切块。乌豆洗净，沥水晾干，上锅干炒至熟。将牛肉块、熟乌豆、黄酒、橘皮一起放入砂锅，加清水适量，文火焖煮至牛肉熟烂，加调料即成。喝汤吃肉。

功效：补脾胃，益气血，祛风解毒。适用于由风湿引起的腰膝酸软、阴虚盗汗等症。

◈ 参膝牛骨汤

用料：牛胴骨 150 克，党参、牛膝各 10 克，杜仲 15 克，红枣 10 克，姜片、精盐、鸡精、黄酒各适量。

制法：将牛胴骨、党参、牛膝、杜仲共装入沙袋内，扎紧袋口，红枣去核。将沙袋与红枣同放入锅中，加清水 800 毫升，烧沸后，加入姜片和黄酒，文火炖至熟烂。捡出药袋，下精盐、鸡精调味即成。分 2～3 次趁热食枣喝汤。

功效：强筋健骨，补虚益气。适用于老年人体弱乏力、腰膝酸软等症。

◈ 桂枝狗肉汤

用料：狗肉 100 克，桂枝 10 克，熟附子 6 克，生姜 5 克，红枣 10 个,调料适量。

制法:将狗肉洗净、斩块,生姜洗净、刮皮、切块。桂枝、熟附子、红枣洗净。起油锅,下姜片、狗肉,待狗肉微红时,将姜片、狗肉铲起。将全部原料放入瓦锅中,加清水适量,文火煮 2~3 小时,至狗肉熟烂,调味即成。

功效:祛风除湿,驱寒止痛。适用于关节疼痛,症见关节或指趾肿痛、关节不可屈伸等症状。

◈ 姜附狗肉煲

用料:熟附子 6 克,干姜 15 克,狗肉 250 克,调料适量。

制法:将狗肉洗净,切成块,红烧至半熟后,加入附子、干姜煨烂,调味即成。

功效:温肾壮阳,补虚益气。适用于中老年骨质疏松引起的腰腿疼痛。

◈ 鹿筋煲花生

用料:鹿筋 100 克,花生仁 150 克,栗子 50 克。

制法:将鹿筋用清水泡软,栗子去壳,与花生仁一起放入砂锅内,共煮至熟烂,调味后即可食用。

功效:补脾益肾,强筋健骨。适用于老年性腰膝关节痹痛。

◈ 鹿胶鲜奶

用料:鹿角胶 8 克,牛奶 200 毫升,蜂蜜适量。

制法:将牛奶煮沸,放入鹿角胶溶化,再加蜂蜜调匀,睡前服用。

功效：益肝肾，补虚损。适用于老年性骨质增生症、骨质疏松症。

◈ **龟鹿参杞膏**

用料：龟胶 25 克，鹿角胶 50 克，枸杞子 20 克，人参 10 克。

制法：将枸杞子、人参煎煮 3 次，去渣取药液，加龟胶、鹿角胶制成膏。每日 2 次，每次 9 克，开水温化内服。

功效：填精补髓，益气强筋。适用于年老体弱、筋骨痿软、腰酸背痛等症。

◈ **龙凤汤**

用料：蛇肉 250 克，鸡脯肉 250 克，冬笋 250 克，火腿肉 200 克，姜片、精盐、鸡精、料酒、胡椒粉、香油、鸡汤各适量。

制法：将蛇肉洗净斩段，放入砂锅内，加入鸡汤、姜片，文火炖煮至蛇肉熟，捞出蛇段，撕成细丝待用。鸡脯肉、冬笋洗净，切成细丝，入砂锅中文火慢炖，将熟时，淋入香油、料酒，煮熟后，将已熟的蛇丝倒入搅匀，撒入火腿肉片，徐徐淋上香油，撒入胡椒粉即成。

功效：理气活血，祛风通络。适用于风湿引起的关节疼痛等症。

◈ **黑豆蛇肉汤**

用料：黑豆 90 克，蛇 1 条，生姜、红枣少许，调料适量。

制法：将蛇去头、皮、内脏（蛇胆另服）。将黑豆、生姜、红枣洗净，红枣去核。将全部原料一起放入瓦锅内，加清水适量，文火煮 2 小时，至黑豆熟烂成浓糊状时，调味即成。

功效：养血祛风，通络除湿。适用于由于类风湿引起的关节疼痛。

◈ 黄芪蛇肉汤

用料：活蛇 1 条，生黄芪 30 克，薏苡仁 60 克，当归 9 克，红枣适量，调料适量。

制法：将蛇去头、皮、内脏（蛇胆另服）。将黄芪、薏苡仁、当归、红枣洗净，红枣去核。把全部原料一起放入瓦锅内，加清水适量，文火煮 2 小时，取出蛇骨，调味即成。

功效：益气活血，祛湿逐痹。适用于由风湿、类风湿引起的关节肿痛等症。

◈ 凤爪章鱼汤

用料：鸡爪 8 只，章鱼 200 克，红枣 10 枚，姜片、精盐、鸡精、料酒、香油各适量。

制法：将所有原料一同放入砂锅中，加入适量清水，烧沸后加入姜片和料酒，炖至熟烂，放入精盐、鸡精，淋入香油即成。

功效：补脾胃，益气血。适用于风湿痹痛、双脚痿软等症。

◈ 水鱼补肾汤

用料：水鱼 1 只，枸杞子、山药各 30 克，女贞子、熟地黄各 15 克，调料适量。

制法：将水鱼宰杀，去内脏及头，诸药装入纱布袋内，扎口。共煮至肉熟，弃药调味即成。食肉饮汤。

功效：滋阴补肾，益精养血。适用于肾阴亏虚引起的腰膝酸软、头晕眼花者。

◈ 当归火锅汤

用料：鱼肉 400 克，豆腐 500 克，白菜适量，冬菇 100 克，当归 20 克，鸡汤或杂骨汤 5 碗，精盐、酱油、香油各适量。

制法：将鱼肉洗净切片，豆腐切成小块，白菜切片，冬菇水泡发后切成丝，当归切成薄片。将鸡汤倒入火锅中，投入当归片，武火煮沸，再改为文火煮 20 分钟，加清水适量，放精盐、酱油，随即将肉片、豆腐、冬菇等下锅，稍煮后，将白菜片下入，再稍煮即成。

功效：舒筋活血，消炎止痛。适用于由风湿引起的关节疼痛。

◈ 怀杞甲鱼汤

用料：怀山药 15 克，枸杞子 10 克，骨碎补 15 克，甲鱼 1 只，姜片、精盐、料酒各适量。

制法：将甲鱼在热水中宰杀，剖开洗净，去内脏。怀山药、枸杞子、骨碎补一起放入纱布袋中扎口，与甲鱼同放入砂锅中，加清水适量，文火炖熟，加姜片、精盐、料酒，煮至甲鱼熟烂，加调料即成。

功效：滋阴补肾，健脾益气。适用于中老年骨质疏松引起的腰腿疼痛。

◈ 芡实龟苓汤

用料：芡实 50 克，枸杞子 30 克，龙眼肉 50 克，土茯苓 60 克，乌龟 1 只（约 350 克），调料适量。

制法：将芡实、枸杞子、龙眼肉、土茯苓洗净。乌龟放入盆中，淋热水使其排尿、排粪便，用沸水烫死，宰杀后洗净，去爪、内脏。把以上原料放入锅中，加清水适量，武火煮沸后，文火煲 3 小时，调味即可。

功效：滋阴清热、祛湿解毒、健脾益肾。适用于关节痛、腰腿痛、湿疹疮毒等症。

疗病方剂

颈椎病患者疗养方剂

◈ 方剂 1

生白芍 60 克，生甘草 10 克，木瓜 10 克，川牛膝 15 克。水煎服，1 日 1 剂，40 剂为 1 个疗程。治疗颈椎病。

◈ 方剂 2

葛根 30 克，全蝎 12 克，蜈蚣 2 条，乌蛇、赤芍、川芎、自然铜、穿山龙、木瓜各 15 克，鹿含草 30 克，黑木耳 15 克，甘草 6 克。将以上药水煎，1 日 1 剂，早、晚两次服用。治颈椎病。

◈ 方剂 3

威灵仙 15 克，肉苁蓉 15 克，熟地黄 15 克，清风藤 15 克，丹参 15 克。水煎 2 遍和匀，1 日 1 剂，分 2 次分服。或研末炼蜜为丸，每粒 10 克，每次服 1 粒，每日 2 次。主治颈椎、腰椎及足根骨质增生、老年骨关节疼痛等。

◈ **方剂 4**

生草乌 10 克,细辛 10 克,洋金花 6 克,冰片 16 克。先将前三味药研成末,用浓度为 50％乙醇(酒精)300 毫升浸泡,冰片另用 50％乙醇 200 毫升浸泡,每日搅拌 1 次,约 1 周全部溶化,滤去渣,将两药液和匀,用有色玻璃容器储藏。每次用棉球蘸药液少许涂痛处或放痛处片刻,痛止取下,每日 2 次或 3 次。主治颈椎、腰椎及足根骨质增生、老年骨关节疼痛等。

◈ **方剂 5**

白芍 30 克,木瓜 12 克,鸡血藤 15 克,葛根 10 克,甘草 10 克。水煎后分 2 次服用,每日 1 剂。可舒筋活血,滋阴止痛。主治颈椎痛。

◈ **方剂 6**

熟地黄 15 克,山茱萸 30 克,山药 30 克,茯神 30 克,丹参 30 克,五味子 12 克,白术 30 克,天麻 12 克,钩藤 30 克,菊花 30 克,防风 15 克,玉竹 30 克,生龙骨 15 克,生牡蛎 30 克,蚤休 10 克。水煎服,1 日 1 剂服用。可滋阴祛风,平肝潜阳。主治颈椎骨质增生性眩晕。

◈ **方剂 7**

当归 15 克,川芎 12 克,红花 9 克,刘寄奴 15 克,姜黄 12 克,路路通 30 克,羌活 9 克,白芷 12 克,威灵仙 12 克,桑枝 30 克,胆南星 9 克,白芥子 9 克。水煎服,每日 1 剂服用。服 6 剂停 1 天,12 日为 1 个疗程。活血化瘀,行气通络,除湿涤痰。

主治颈椎病。

◈ 方剂 8

葛根 20 克、桂枝 15 克,酒芍 15 克,麻黄 5 克,甘草 15 克,生姜 5 克,当归 15 克,川芎 15 克,申姜 15 克,狗脊 15 克,杜仲 15 克,牛膝 15 克,鹿角胶 15 克。水煎服,每日 1 剂。可祛风散寒,养血活血,强筋健骨。主治颈椎病。

◈ 方剂 9

全蝎 9 克,蜈蚣 2 条,鹿含草 30 克,乌蛇 15 克,当归 15 克,川芎 15 克,自然铜 15 克。水煎服,每日 1 剂,分 2 次服用,10 日为 1 个疗程。主治颈椎病。

◈ 方剂 10

白芍 240 克,伸筋草 90 克,葛根、桃仁、红花、乳香、没药各 60 克,甘草 30 克,将以上药研细末水泛为丸,每次服 3 克。每日 3 次,1 月为 1 个疗程。治颈椎病。

◈ 方剂 11

葛根、黑豆、蛇蜕、黑芝麻、人参、鹿茸、熟地黄、黄芪、核桃、枸杞子、甘草各 20 克,在高度白酒中浸泡 1 个月,每次服 15 克,每日 2 次,1 个月为 1 个疗程。主治颈椎病。

◈ 方剂 12

红花 20 克,当归尾 15 克,赤芍 15 克,川芎 15 克,肉桂 2 克。将以上各品研成粗粉,浸泡在 1000 毫升的低度白酒中,每日摇 1 次, 10 日后开始饮用。早晚各饮 1 盅（约 20 毫升）。可活血化瘀, 温通经络。主治气滞血瘀型颈椎病。

◈ 方剂 13

蛤蚧（连头足）1 对, 乌蛇（连头）100 克, 低度白酒 1000 毫升。将蛤蚧去鳞片, 切成小块, 乌蛇研为粗末, 同浸泡于白酒中, 封口, 每日摇 1 次, 10 日后开始饮用。早晚各饮 1 盅（20 毫升）。可补肾益精, 防风利湿, 通络止痛。主治椎动脉型颈椎病。

◈ 方剂 14

将胡桃肉 3 个及鲜荷蒂 8 个捣碎, 水煎服。主治眩晕型颈椎病, 症见肝阳上亢、气血亏虚或痰湿中阻者。

◈ 方剂 15

当归、红花、三七粉各等份。共研细末, 每次服 3 克, 每日 3 次, 温开水送服。10 日为 1 个疗程。主治颈椎病, 症见颈项僵硬, 时常落枕, 或伴有手臂发麻、头痛眩晕等表现, X 线摄片检查颈椎有明显增生者。

◈ 方剂 16

黄芪 30 克、桂枝 20 克、丹参 20 克、当归 20 克、威灵仙 15 克、防风 15 克、菟丝子 15 克、牛膝 15 克、元胡 10 克、全蝎 6 克, 水煎服用。主治颈椎病。

◆ 方剂 17

黄芪 20 克、白芍 20 克、当归 10 克、川断 10 克、威灵仙 10 克、元胡 10 克、乌梢蛇 10 克、桂枝 10 克、葛根 10 克、寄生 10 克、全蝎 10 克、蜈蚣 1 条、川乌 6 克，水煎服。主治颈椎病。

◆ 方剂 18

穿山甲 20 克，蜈蚣 6 条，全蝎 20 克，僵蚕 20 克，桃仁 10 克，红花 10 克，甘草 20 克，川牛膝 20 克，川楝子 12 克，共研为末，分成 60 包，早晚饭前各 1 包，用凉开水冲服或黄酒 1 杯送服。主治颈椎病。

◆ 方剂 19

用川芎、荆齐、白芷、羌活、防风、细辛、薄荷、甘草、茶叶各适量，加水浓煎或浸泡，每次服 2 克，每日 3 次，2 个月为 1 个疗程。主治颈椎病。

◆ 方剂 20

葛根 130 克，骨碎补、白芍各 90 克，鸡血藤、巴戟天各 80 克，当归、羌活、桂枝各 60 克，炮山甲、乳香各 20 克，蛇 3 条，药研细末，水泛为丸，每次服 6 克，每日 3 次，温开水送下，1 剂为 1 个疗程，连服 1～3 剂。治疗颈椎病。

◆ 方剂 21

秦艽、当归、防风、赤芍、桑寄生、茯神、海桐皮、桂枝、炙甘草、北沙参、独活、川芎、陈酒各适量。以上药浸酒内 7～10 天后饮用。每次 20 毫升，每日 2 次。可祛风散寒，活血通络。

主治颈椎病。

◈ 方剂 22

羌活、桂枝、秦艽、防风、续断、附子各 3 克，当归、狗脊、虎骨各 5 克，杜仲、蚕沙各 6 克，川芎、桑枝各 10 克，生姜 3 克，大枣 2 枚，陈酒 500 毫升。以上药入陈酒中浸泡 7～10 天后饮用，每次 10 毫升。可祛风散寒，活血通痹。主治颈椎病属太阳经腧不利型。

◈ 方剂 23

丁公藤、桂枝、麻黄、羌活、当归、川芎、白芷、补骨脂、乳香、没药、皂角刺、苍术、厚朴、香附、木香、枳壳、白术、山药、黄精、菟丝子、小茴香、苦杏仁、泽泻、五灵脂、蚕沙各少许。以上药物用陈酒浸制。每次内服 20 毫升，每日 2 次。可补骨健脾，祛风散寒，补益肝肾。主治颈椎病经络痹阻型。

肩周炎患者疗养方剂

◈ 方剂 1

桑枝 30 克，水煎 2 次，混合后分上、下午饮服，每日 1～2 剂，连服数日。主治肩周炎。

◈ 方剂 2

全当归 60 克，切片，浸于 1000 毫升米酒中，7 日后饮用。主治肩周炎。

◈ 方剂 3

片姜黄 10 克,研为粗末,水煎(或开水浸泡)2 次,混合,分上、下午饮服,每日 1 剂。主治肩周炎。

◈ 方剂 4

白芍药、黄芪各 30 克,甘草 20 克,当归 15 克,川芎、羌活各 10 克,桂枝 9 克。以上药加水 300 毫升,水煎 25 分钟,取汁,余药加水 200 毫升,水煎 30 分钟,去渣留汁。合并药汁,分早晚服用。可使肩部疼痛消失,肩关节功能基本恢复。

◈ 方剂 5

黄芪 30 克,党参 20 克,山萸肉 20 克,桑枝 10 克,桂枝 10 克,杜仲 10 克,当归 10 克,川芎 10 克,白芍 10 克,生姜 10 克。水煎服,每日 1 剂,每日 2 次。可温肝补肾,祛风散寒。主治寒湿痹阻型肩周炎。

◈ 方剂 6

黄芪 20 克,葛根 20 克,山萸肉 10 克,伸筋草 10 克,桂枝 10 克,姜黄 10 克,三七 5 克,当归 12 克,防风 12 克,秦艽 15 克,甘草 6 克。将以上药入水煎汁,加少许黄酒温服。每日 1 剂,每日 3 次。可补肾养肝,益气活血,祛风胜湿。主治肩周炎,症见肝肾亏虚、外邪内侵、气虚血瘀者。

◈ 方剂 7

麻黄 15 克,桂枝 15 克,威灵仙 15 克,白芍 25 克,穿山龙 30 克,红花 10 克,甘草 10 克,生姜 3 片,大枣 5 枚。水煎服,每日 1 剂，每日 2 次。可调和营卫，活血止痛。主治肩周炎，证见正气不足、营卫失和者。

◈ 方剂 8

穿山龙 20 克，没药 10 克，土虫 10 克，甲珠 10 克，川椒 10 克，蚂螂虫 10 克，露蜂房 15 克，乌蛇 15 克，羌活 15 克，威灵仙 15 克。水煎服，每日 1 剂，每日 2 次。通筋活络，主治肩周炎，证见营卫失和、脉络内阻者。

◈ 方剂 9

柴胡 10 克，当归 10 克，白芍 15 克，陈皮 15 克，清半夏 10 克，羌活 10 克，桂枝 10 克，白芥子 10 克，附片 10 克，秦艽 10 克，茯苓 10 克。加水煎汁，以白酒作引，饭后服用。每日 1 剂，每日 2 次。可疏肝和脾，散寒祛风。主治肩周炎属风寒内侵者。

◈ 方剂 10

黄芪 60 克，当归 20 克，桂枝 12 克，白芍 20 克，炙甘草 16 克，大枣 10 克，威灵仙 12 克，穿山甲 6 克，防风 12 克，蜈蚣 2 条，生姜 10 克，羌活 12 克。加水煎服。可补中气，通经络，散寒湿。主治寒湿痹阻型肩周炎。

◈ 方剂 11

丹参 30 克，白酒 500 毫升。将丹参浸入白酒内浸泡了天后饮用。每次饮服 20 毫升，每日 2 次。活血化瘀，主治血瘀阻络型肩周炎。

颈腰椎关节病的治疗与调养

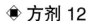

◈ **方剂 12**

白花蛇 1 条, 白酒 500 毫升。将白花蛇浸入白酒内浸泡 7 天后饮用。每次服 1 小杯, 每日 2 次。可祛风散湿, 通络止痛。主治寒湿痹阻型肩周炎。

◈ **方剂 13**

狗脊 20 克, 马鞭草、通草各 12 克, 杜仲、川断各 15 克, 威灵仙 10 克, 牛膝 6 克。将以上各药在 1000 毫升白酒中浸泡 7 天后服用。可强筋健骨, 祛风通络。主治肩周炎寒湿凝滞型。

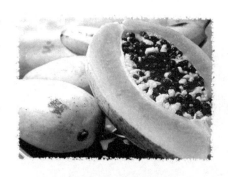

◈ **方剂 14**

秦艽、川乌、草乌、郁金、羌活、川芎各 10 克, 木瓜 20 克, 全蝎 2 克, 透骨草、鸡血藤各 30 克。将以上各药浸在高度白酒中浸泡 15 天后服用。可祛风通络, 化瘀止痛。主治肩周炎。

◈ **方剂 15**

羌活、独活、秦艽、甘草、乳香、木香、桑枝、海风藤各 10 克, 当归 15 克, 川芎 15 克, 桂枝 1 克。加水煎服。益气和血, 祛风胜湿。主治风、寒、湿偏盛不明显的肩周炎。

◈ **方剂 16**

黄芪 20 克、白芍 15 克、桂枝 6 克、乳香 10 克、没药 10 克、当归 15 克、牛膝 15 克、薏苡仁 30 克、羌活 10 克、甘草 6 克。加水煎服。调和营卫,活血通络。主治由损伤所致的肩周炎,证见肩关节疼痛剧烈,有针刺样痛感,肩关节活动时疼痛加重,同时关节屈伸不利,舌苔薄白,脉细涩。

◈ 方剂 17

当归 12 克,生地黄 12 克,熟地黄 12 克,鸡血藤 10 克,赤芍 10 克,白芍 10 克,炙甘草 10 克,威灵仙 10 克,桂枝 6 克,蜈蚣 6 克,橘络 6 克,黄芪 15 克,细辛 1 克。加水煎服。可益气养血,活血通络,祛风止痛。主治病久气血亏虚、经脉不通、筋失所养致筋缩络阻型肩周炎。

◈ 方剂 18

黄芪 30 克,当归 20 克,猪胰 1 个。水煎,饮汤吃猪胰,每日 1 次。适用于肩周炎慢性期。

腰椎间盘突出症患者疗养方剂

◈ 方剂 1

杜仲 30 克,白酒 500 克。将杜仲浸于白酒中,密封 7 日后开封饮服。每次 10～20 克,每日 2 次或 3 次。主治腰椎间盘突出症。

◈ 方剂 2

虎杖 150 克,元胡 60 克,白酒 1500 毫升。将虎杖、元胡浸入白酒中,浸泡 10 日。每日早、中、晚各服 10～30 毫升。

主治瘀血型腰椎间盘突出症。

◈ 方剂 3

桂枝 10 克,牛膝 15 克,威灵仙 20 克,续断 15 克,桃仁 10 克,海风藤 20 克,全蝎 3 克,制没药 3 克,制乳香 3 克。将以上各味共浸入 1000 毫升白酒中,密封,10 日后开封饮服。每次 10～20 克,每日 2 次。主治腰椎间盘突出症。

◈ 方剂 4

威灵仙、桑寄生、穿山龙、防己、独活、茜草、羌活各 50 克,制马钱子、麻黄、白糖各 10 克,高度白酒 2500 毫升。置容器中浸泡 1 个月左右。每次饮用 10～15 毫升,每日 2～3 次,孕妇忌服。可祛风除湿,散寒止痛。主治风寒湿邪引起的腰椎间盘突出症。

◈ 方剂 5

菟丝子、肉苁蓉各 120 克,天冬、麦冬、生地黄、熟地黄、山药、牛膝、杜仲、巴戟天、枸杞子、山茱萸、人参、白茯苓、五味子、木香、柏子仁各 60 克,覆盆子、车前子、地骨皮各 45 克,石菖蒲、川椒、远志、泽泻各 30 克,白酒 3000 毫升。将以上药共捣为粗末,用白布包储存,置于容器中,白酒浸泡 7～12 日后饮用。每次空腹饮服 15 毫升,早晚各 1 次。补肾壮阳,主治肾虚型腰椎间盘突出症。

◈ 方剂 6

薏苡仁 120 克,制首乌 180 克,共浸泡于白酒中,蜡封瓶口,置阴凉处15天,去渣备用。每日早晚各1次,每次2酒盅。可祛风、活络。主治肾虚风寒所致的腰椎间盘突出症。

腰扭伤患者疗养方剂

◈ **方剂 1**

土鳖 7 只,地龙、麻黄、桂枝、杜仲各 15 克,水煎服。治疗急性腰扭伤。

◈ **方剂 2**

红花 10 克,鸡蛋 2 个。将鸡蛋打入碗内,放入红花拌匀,用油炒熟(不加盐),1 次食完,每日 1 次,5 日为 1 个疗程。可活血化瘀,主治急慢性腰部软组织扭伤。

◈ **方剂 3**

土鳖、红各 10 克,白酒适量。急性腰扭伤者,以土鳖、红花兑水,加酒 200 毫升,用文火煎 15 ~ 30 分钟,分 3 次服用。慢性腰扭伤者,将土鳖、红花混研为极细末,用温白酒分 2 次送服。可活血化瘀、疗伤定痛。

腰腿痛患者疗养方剂

◈ **方剂 1**

泽兰 50 克,水酒各半煎服。每日 1 剂,分 2 次口服。可活血化瘀,疗伤止痛。对外伤所致的腰痛效果较好。

◈ 方剂 2

葱子 20 克,杜仲(去粗皮,微炙黄)20 克,牛膝 20 克,仙灵脾 15 克,乌蛇(酒浸去骨,炙微黄)30 克,石斛 20 克,制附子 20 克,防风 20 克,肉桂 20 克,川芎 15 克,川椒 15 克,白术 20 克,五加皮 20 克,炒枣仁 20 克。以上药共研碎,置于净瓶中,用酒 1500 毫升浸之,10 天后开取,去渣备用。每次饭前温饮 1 小盏。可温肾、祛风、利湿。主治肾虚引发的腰膝疼痛及延及腿足,腰背酸胀、俯仰不利者。

◈ 方剂 3

当归 20 克,丹参 30 克,乳香 10 克,没药 10 克,桃仁 10 克,红花 10 克,续断 20 克,狗脊 15 克,木香 10 克,地鳖虫 10 克,延胡索 15 克,甘草 15 克,加水煎两次,混匀,分早晚服,每日 1 剂。治疗急性腰扭伤。

◈ 方剂 4

独活 35 克,制附子 35 克,党参 20 克。以上药研细,装瓷瓶中,用 500 毫升白酒浸之,春夏 5 日,秋冬 7 日,常饮服。可散寒逐湿,温中止痛。适用于腰腿疼痛、小腹冷痛、身体虚弱者。

◈ 方剂 5

杜仲 15 克,补骨脂 9 克,苍术 9 克,鹿角霜 9 克。以上药研成粗末,加入白酒 500 毫升,浸泡 7 天,过滤去渣即成。口服每次 2 酒杯,早晚各 1 次,连服 7 天。可温肾散寒,祛风除湿。主治风湿腰痛、老年腰痛。

◈ **方剂 6**

生川乌、生草乌、生杜仲、忍冬藤、当归、五加皮、海风藤各 35 克,乌梅 2 个,白酒 1500 毫升,冰糖 100 克,红糖 100 克。将前 8 味水煎 2 小时,取药液加入冰糖、红糖,待溶化后再加入白酒即成。早晚各服 1 次,每次 10～20 毫升。可温经散寒,通络止痛。主治腰痛日久不愈者。

◈ **方剂 7**

生川乌、生草乌各 50 克,三七、马钱子各 25 克。将川乌、草乌洗净切片晒干,用蜂蜜 250 克煎煮;马钱子去毛,用植物油炸;三七捣碎。混合前药加水煎煮两次,第 1 次加水 1000 毫升,浓缩到 300 毫升,第 2 次加水 1000 毫升,浓缩到 200 毫升,两次取液 500 毫升,加白酒 500 毫升即成。每天饮服 3 次,每次 10 毫升,10 日为 1 个疗程。散风活血,舒筋活络。主治慢性腰腿痛。

◈ **方剂 8**

别直参 1 条(约 25 克),钻地风、玉竹各 30 克,杜仲、制川乌、续断各 12 克,首乌 15 克,松节、没药、鹿茸 10 克,川牛膝 20 克。将以上各味浸酒 3 天后饮用。每次 10～15 毫升。可温肾壮阳,强筋健骨。主治肾阳虚引起的骨质疏松、齿松脚软等症。

◈ **方剂 9**

选取 1 截连根的丝瓜藤,在火上焙干后,研成末。每日 2 次,每次 3 克,用黄酒送服。可祛风、除湿、通络。主治慢性腰痛。

◈ 方剂 10

白花蛇 1 条，虎胫骨 60 克，当归 30 克，川芎 30 克，制附子 40 克，肉桂 40 克，熟地黄 40 克，山萸肉 40 克，萆薢 40 克，石斛 40 克，细辛 40 克，黄芪 40 克，天麻 40 克，独活 60 克，枳壳 25 克，肉苁蓉 40 克。将上 16 味药切碎细，用白布袋盛，置于瓮中，用醇酒 3000 毫升浸之，密封口，7 日后饮用。不拘时，随量温饮，常令微醉，随饮随添，味薄止。主治腰脚疼痛、行步艰难、皮肤痒痛不止。

◈ 方剂 11

豹骨（酥炙）、白茄根各 30 克，续断、川牛膝、玉竹各 20 克，木瓜、五加皮、桑枝、天麻各 15 克，红花、川芎各 10 克，秦艽、当归、防风各 12 克，冰糖少许。将以上各味浸入 1000 毫升米酒中，备用。每次服 10～15 毫升。主治骨质疏松属肾亏血瘀而见腰脊疼痛、下肢痿软，或骨折、局部瘀肿，或骨折后经久不愈、骨痂过少者。

◈ 方剂 12

巴戟天 200 克，牛膝 200 克，白酒 1500 毫升。将巴戟天和牛膝放入白酒中浸泡 10 天，每日早晚各服 20 毫升。可温肾阳，健筋骨。主治老年性腰膝冷痛。

◈ 方剂 13

羌活、独活、升麻各 10 克，苍术、防风、当归、泽泻、秦艽各

12克,威灵仙、茯苓各15克。以上各味加水煎服。可疏风通络。主治由风痹引起的关节疼痛、关节屈伸不利等症。

◈ **方剂 14**

五加皮、羌活、丹参、防风(去芦头)各12克,肉桂、羚角各6克,枳壳、赤芍、槟榔各10克。以上各味加水煎服。可祛风通络。主治风湿痹病、周身酸痛、骨节屈伸不利等症。

◈ **方剂 15**

络石藤、鸡血藤、桑枝、当归、川牛膝各9克,海风藤、天仙藤、川芎各6克。加水煎服。可祛风除湿,通络止痛。主治风湿阻滞骨节、经络、肌肉而见筋骨酸痛、屈伸不利者。

◈ **方剂 16**

葛根30克,干姜、独活各10克,肉桂、甘草各6克,半夏、防风各12克。加水煎服。可祛风除湿。主治风湿痹痛、脑卒中(中风)引起的下肢乏力、关节肿痛、活动不灵等症。

◈ **方剂 17**

羌活、独活、川芎、藁本、蔓荆子各12克,防风15克,甘草6克。加水煎,饭前温服。可祛风除湿。主治腰背疼痛、难于转侧者。

◈ **方剂 18**

甘草、附子(炮去皮)各10克,白术、桂枝(去皮)各12克。加水煎服。可祛寒湿,壮阳气。主治风湿相搏、骨节疼痛、掣痛不得屈伸者。

◈ 方剂 19

附子(炮去皮)10 克,白术、当归(焙)、防风、桂枝各 12 克,薏苡仁 5 克,乳香、没药、甘草各 6 克,茯苓 15 克。加水煎服。可祛风散寒,通络止痛。主治风湿湿痹、关节冷痛、遇寒加剧、屈伸不利者。

◈ 方剂 20

附子(炮去皮)、白术各 12 克,茯苓、白芍各 15 克,人参 10 克。加水煎服。祛风散寒。主治身体痛、手足寒、骨节僵硬者。

◈ 方剂 21

葛根 30 克,制川乌、制草乌各 6 克(先煎),炒薏苡仁 20 克,茯苓 15 克,五加皮、木瓜、桂枝、路路通、白芷各 9 克。加水煎服。可温经散寒,解肌宣痹。主治由风寒湿引起的肌肉酸痛、关节冷痛、四肢痿软等。

◈ 方剂 22

乌头、麻黄各 10 克,白芍药 12 克,黄芪 15 克,甘草(炙) 6 克,蜂蜜少许。加水煎服。可温经散寒,祛风止痛。主治寒湿历节、关节不能屈伸者。

◈ 方剂 23

甘草、白术各 10 克,干姜、茯苓各 20 克。水煎,分 3 次温服。可温肾驱寒,除湿止痛。主治肾寒、身重、腰及腰以下冷痛者。